卫生职业教育研究

——教育篇

姜新峰 著

东南大学出版社
SOUTHEAST UNIVERSITY PRESS
·南京·

图书在版编目(CIP)数据

卫生职业教育研究,教育篇／姜新峰著. — 南京：
东南大学出版社,2016.1
ISBN 978 - 7 - 5641 - 6414 - 0

Ⅰ. ①卫…Ⅱ. ①姜… Ⅲ. ①卫生学-中等专业教育
-研究-中国 Ⅳ. ①R1 - 4

中国版本图书馆 CIP 数据核字(2016)第 043864 号

卫生职业教育研究

出版发行	东南大学出版社
出 版 人	江建中
社　　址	南京市四牌楼 2 号
邮　　编	210096
经　　销	江苏省新华书店
印　　刷	江苏凤凰数码印务有限公司
开　　本	880 mm×1230 mm　1/32
印　　张	4
字　　数	100 千字
书　　号	ISBN 978 - 7 - 5641 - 6414 - 0
版　　次	2016 年 1 月第 1 版
印　　次	2016 年 1 月第 1 次印刷
定　　价	12.00 元

(本社图书若有印装质量问题,请直接与营销部联系,电话:025 - 83791830)

前言

WEI SHENG ZHI YE JIAO YU YAN JIU

本书是作者对多年教育教学的纪实性研究与体会,也是对卫生职业教育的一些粗浅看法与认识。由于是从卫生职业教育的角度且又偏重于教育理念、学生教育等,故称之为"卫生职业教育研究——教育篇"。

本书共分五部分:职业教育理念与职业教育问题的对策、学生教育的起点——新生入学教育、以班级为单位的教育与管理、批评教育学生的方法和中等卫生职业教育面临的困难与对策。

第一章"职业教育理念与职业教育问题的对策"。主要阐述正确的教育观、正确的教育理念、质量立校的意义,重点探讨了卫生职业教育存在的不良现象与对策、提高对口高考升学率的对策、提高卫生职业教育质量的对策。

第二章"学生教育的起点——新生入学教育"。主要介绍了新生入学教育讲座内容设计,以及如何让新生尽快适应卫生职业教育。

第三章"以班级为单位的教育与管理"。主要探讨了卫生职业教育背景下的班级管理工作与管理模式,以及如何培养班集体意识、安

1

全管理班级、引导学生就业等。

第四章"批评教育学生的方法"。以四块糖的故事给班级管理者的启示，引导并探析了赏识教育，以及高校教师如何走出赏识教育的误区，从而灵活应用批评教育学生的方法。

第五章"中等卫生职业教育面临的困难与对策"。阐述了中等卫生职业教育面临的三大困难，同时提出了解决困难的对策，具体包括教师的流失问题与对策、学生退学的原因与对策、预防学生流失的教育教学管理方案等。

本书是作者对多年卫生职业教育研究的总结与概括，若能为同行提供有益的参考，便甚感欣慰。

本书的出版承蒙皖北卫生职业学院领导和相关部门以及东南大学出版社的大力支持，深表感谢！

由于个人才疏学浅，再加上时间仓促，书中难免出现疏漏或错误，期盼同行和读者给予批评指正，衷心感谢！

作者

2015 年 11 月 12 日

目录

WEI SHENG ZHI YE JIAO YU YAN JIU

第一章
职业教育理念与职业教育问题的对策

一、以正确的教育观促进职业教育教学

教育观是人们对教育持有的基本观点。不同的人可有不同的观点，同一个人在不同的时期也有不同的观点。故教育观也需要与时俱进，时过境迁，教育观也在改变。当教育观不适时宜或过时了就成了落后的教育观。落后的教育观自然会阻碍教育教学的创新，而先进的教育观则促进教育教学模式变革，有利于提高教育教学质量。因此，用正确的教育观指导职业教育教学，能促使职业教育教学获得更快更好的发展。

1. 教育观及其对教育教学的影响

教育观就是人们对教育的基本看法，反映了人们对教育的主观认识。具体地说，就是人们对教育者、教育对象、教育内容、教育方法等教育要素及其属性和相互关系的认识，以及人们对教育与其他事物相互关系的看法，还有由此派生的对教育的作用、功能、目的等各方面的看法。教育观的形成需要有一个长期的过程，并且不同的人教育观形成过程存在很大的差别。主要跟一个人的成长环境与成长过程有关，

并受当时社会环境的影响。家庭环境与教养,学校教育,以及当时的社会背景等都影响着一个人的教育观的形成。一般每个人对教育的主观意识各不相同,并不影响教育的客观本质。但作为国家教育机构的最高管理者对教育的主观意识影响着一个国家教育的健康发展,文革期间的那段教育史就说明这个问题。教育的客观本质是不以人们的意志为转移的,它有其自身的内在规律,从教育的历史来看,总有回归其自然发展规律上来的趋势。文革之后,拨乱反正,恢复高考,教育又回到其正确的轨道之上。

人类在改造客观物质世界的同时,也在改造着自己的主观世界。人们创造与积累的精神文明,如思想、观念、科技、文化,等等,如果仅仅记录在各种媒介上而不被人们所接受和掌握就只是一些符号而已,只有被人们所掌握才能发挥作用,教师的教育活动恰巧实现了这个过程。教育活动包括教育者、教育对象及其之间的信息传递三个要素,缺了其中任何一个,就不成为教育活动。不同的教育观影响着教育教学的方法以及教育教学内容的取舍,进而影响教师的教育教学。教育者、教育对象、教学内容与教学方法等任何一个环节出了问题,最终都会使教育教学受到影响。

在职业教育教学活动中,教师作为教育者而学生作为教育对象,而教育教学活动的成效取决于学生对教育教学内容的接受与掌握。学生主动学习,并且教育教学内容满足学生的需求时,就容易取得理想的效果;当学生被动接受教育,或教育教学内容不能满足学生的需求时,就不易取得理想的效果;当教育教学内容及方法或教师本身不能为学生所接受者,甚至拒绝接收教师所传递的信息,教育教学就不可能成功。故有亲其师,信其道之说。这在年龄较小的学生身上反映更加鲜明。例如,在小学或初中阶段,有极少数学生因为不接受某一科的授课教师,甚至厌烦老师,同时也就不接受该教师所传授的课程,往往以不好好学习该科课程作为对教师的抗拒,其结果是该课程成绩与其他各科成绩相比,则变得更差,似乎以此报复了教师,实则是自己报复了自己。

2. 学生观是教育观的重要内容,不同的学生观对教育教学有不同的影响

学生观就是对学生的基本看法与认识。简单地说就是如何看待学生的问题。具体而言,是对学生本质属性及其在教育过程中所处位置和作用的基本看法。教师对学生的看法支配着教师的教育教学行为,并决定着教师的教育教学工作态度和教育教学工作方法。这是作为学生观内容中最具有意义的部分,因为在教师与学生的关系中,教师处于主导地位,其教育教学行为与教育教学工作方法主要受其对学生看法的影响。例如,有教师认可高中起点的大专生,而却不认可初中起点的高职高专生。当他在初中起点的高职高专班级授课时,却把该班学生说成是"山寨版"的大专生,极大地伤害了学生的自尊,使该班学生感觉到老师瞧不起他们,引起学生的反感,造成师生关系紧张,严重影响了教育教学活动的正常进行。作为一名教师,不论资历深浅,也不论职称高低,首先,要认可学生的社会属性,接受学生的社会属性。作为初中起点的高职高专生是国家认可的大专生,教师并不能因为自己的学历高、资历深就不认可,甚至不接受学生的大专身份。显然这是错误的学生观,未能正确地看待学生。没有正确地教育理念,不能正确地看待作为教育对象的学生,连作为教育对象的学生都不能认可与接受,又怎么能谈教育教学呢!

落后的学生观认为,教师应处于教育教学的中心位置,学生应该以教师为中心围绕在教师周围,其结果使学生弱化与边缘化。学生作为教育教学的对象,在教育教学中作为主体的地位被严重削弱,学生

的中心地位被严重边缘化。甚至依然认为教师有绝对的权威,学生就是教师支配的对象,学生必须绝对服从教师,把学生看成是接纳知识的容器,而没有把学生看成是一个具有生命的有机体,进而认可学生的生物属性与认识到学生具有内在的需要与动机。更没有看到学校是学生从家庭走向社会的桥梁,是学生社会化的必经之路,学校的教育教学是学生社会化的重要组成部分,通过学校的教育教学使学生符合社会规范,由一个生物人过渡到一个社会人,不仅成为一个专业技术人才,关键的是首先要把学生培养成为一个符合社会规范、遵纪守法的公民,成为一个有益于社会的人。这也是职业教育的使命所在。纵观世界教育的历史,很多学者都认可一个结论:学校越多,监狱越少。设想一下,初中毕业的学生大多是未成年人,按照职业教育的发展规划,约一半的学生都接受职业教育,如果他们不接受职业教育而直接进入社会,将会给社会的安定带来很大的压力。因此,作为职业教育不仅为我国各行各业培养了大批的专业技术人才,同时,也为社会发展及安定团结做出了巨大的贡献,这是有目共睹的事实。

当教师不能在调动学生主动学习的积极性方面下功夫的时候,难免不会在潜意识里把学生看成是一个接纳知识的器皿,自然就会寻找这个器皿的开口,总想把自己丰富的知识从此注入到学生的大脑,采取的正是所谓的"满堂灌""填鸭式"教学模式。事实证明,这种教学模式不会成功,因为学生的脑袋上虽然有眼、口、耳、鼻、咽喉等,但学生在课堂上不看书、不听课的现象,在职业教育教学中仍然比较常见。说明采取"填"或"灌"的办法不能解决问题。的确,直到今天,受这种学生观影响而形成的教学模式还在严重影响着当前的课堂教学。要改变"满堂灌"式的教学模式,必须首先改变教师的学生观。认识到学生有学习的主动性,调动学生学习的积极性才是解决问题的关键所在。

　　现代教育理念则要求要以学生为中心,学生处在主体地位,教师处于主导地位。教师的主导地位主要是指对教育教学方法、教学活动的主导与选择上,一切教育教学活动都应该以学生为出发点和落脚点,教师应当抱着为学生服务的宗旨。改变教师习惯性关注自己的教学方法而忽视学生学习方法的做法需要一个漫长的改变过程,但必须要先从观念上认识到这个问题。要改变教师过多地关注教学方法的做法,教师应该更多地关注学生的学习方法及学生的学习状况,让教学真正见到效果,而不是教师匆忙把课讲完,离开讲台就万事大吉了。教师代替不了学生的学习,最终是要靠学生自己学习。所有学校的一切工作都是为了学生的发展与提高,而学生的发展是一个渐进过程。在这一过程中,教师所做的首先是引导学生学习的兴趣,满足学生的需要而不是单纯靠干预,甚至是干涉来解决学生的成长问题。教师起到的是一种助手的作用,而非三尺讲台我为王,教师站在讲台上企图主宰学生学习的做法是幼稚的。职业教育的实践证明,这种做法没有成功,而以学生为中心的学生观,调动学生学习的积极性逐渐被人们所认识与接受。

　　先进的学生观认为,学生是具有独立人格的、发展中的、有着完整生命表现形式的生命个体。学生是独立存在的人,具有人格尊严、情感和个性特征,其生命具有完整性,而不是知识的容器,也不是教师的附属品。因此,要求教师不仅要尊重学生的人格尊严,而且,还必须将学生看成有进取精神的人,在教育教学活动中还给学生时间和空间,使学生真正地成为学习活动的主人。学生是有潜力的人。相信每一个学生蕴藏的巨大潜能,自觉地将"让每个学生都获得成功"作为教师教育信条,相信并关爱每一位学生,使自己成为每一位学生发展道路上的引路人。由于初中毕业入学的学生多是未成年人,教师必须以发展的眼光看待学生,把学生作为不断成长的个体来对待,每一个人都有成长的过程,要理解学生的不足,允许学生犯错误,并帮助学生改正错误,从而不断促进学生的成长。

纵观各种媒体,21世纪的教育仍然出现体罚学生的现象,不能不说是教育的悲哀,同时也是教师的悲哀。诸如像学生迟到等违纪时,让学生站在教室门口罚站,学生回答不好教师的提问就让学生站在教室后排等。不能因学生的违纪造成教师的违法,避免出现学生家庭与学校冲突的事件发生。教师作为一个特殊的职业,自身要有法律意识,学生不能违纪,教师更不应该违法。如学生上课玩弄手机属于违纪现象,教师必须加强教育并制止这种违纪现象,但教师不能采取所谓没收学生的手机,然后拿到教师的办公室,甚至带到自己家中很多天都不还给学生,致使学生与教师之间的冲突升级到学生家长与老师之间的冲突,甚至出现学生家长殴打教师的恶劣现象,且学生家长多次找学校领导吵闹,最后升级为学生家长与学校的冲突。这一方面反映出教师没有正确地看待学生,即存在着错误的学生观。另一方面,也反映出教师缺乏基本的法律意识,或者说法律意识十分淡薄。因为法律并没有赋予教师没收手机的权力,而将学生的手机带离教室,拿到办公室或家中本身也涉嫌侵犯学生的个人隐私,甚至可能出现丢失、损坏等情况,进一步引发师生之间的矛盾,不利于平安、和谐校园建设。因此,在对学生进行有效的教育和辅导员或班主任对班级进行管理的同时,还必须注意尊重和保护学生的合法权益不受侵害。也有不少教师曾说在学校,学生是"上帝",甚至还通俗地说学生是教师的"衣食父母"。这确实有一定的道理,一个学校一旦没有了学生,学校也将不复存在,如果学校不复存在,那教师的存在又有什么意义呢?还有学者提出三个一切:"一切为了学生,为了一切的学生,为了学生的一切。"这都是极好的教育理念,但作为教育工作者不能停留在理念的层面上,也不能仅仅作为口号,喊上几声就不了了之,要真正落实在教育教学行动上还有一段距离。如口口声声说学生是"上帝"、学生是"衣食父母",但学生迟到却让学生公然站在教室门口罚站,一站就是半节课甚至一节课,学生上课玩手机,却没收并带回家或办公室,一放就是几天。想一想,有谁能没收"上帝"的手机,又有谁能让"父母"罚站呢!可见其"上帝"、"父母"之说如同叶公好龙一样,并非真正关注教育与关爱学生。

现代学生观则认为学生是核心,教育是为了每一位学生的发展,教师需要主动地、自觉地抛弃传统的师生观,把未成年的学生当成儿童关心,把成年学生当成同学、朋友相处,而建立一种积极的、有效的新型师生关系。把学生当作教育的主体,教育的过程、方法、手段都应紧紧围绕这个主体进行。首先,人的主体性是指人作为活动主体的能动性。能动性侧重于主体能力,表现为主体活动的自觉选择和创造。人类社会历史是合乎规律的自然历史过程,也就是人的能动选择过程。

3. 教师观、教育观与文明的传承

教师观是教师对教师职业的特点、责任、教师的角色以及科学履行职责所必须具备的基本素质等方面的认识。它直接影响着教师的知觉、判断,进而影响其教学行为。教师是一个古老的职业,它随着社会发展的需要而产生,人类为了生存和发展,需要借鉴与学习前人的经验,社会就此分化出学生的角色,而人类在实践中积累的丰富经验也需要传递给下一代,由此产生了教师这个职业,同时也就产生了学校。可见,学生、教师与学校三者相辅相成,教育才能得以发扬光大。

《中华人民共和国教师法》规定:"教师是履行教育教学职责的专业人员,承担教书育人、培养社会主义事业建设者和接班人、提高民族素质的使命。"教师是在各级各类学校及其他教育机构中专门从事教

育教学工作的专业技术人员。

通过传递和传播人类的文化知识与科学技术,对人类社会的延续和发展起着桥梁作用。人类在长期的社会实践活动中所积累下来的文化知识与科学技术,主要通过教师的劳动得以传播。没有教师这种职业,人类积聚起来的文化知识与科学技术就难以传递,新一代的教育和培养就无法进行,社会自然也就难以延续和发展。通过教师这种职业群体,人类的文明代代相传,社会不断进步。所以,教师必须具备过硬的科学知识与能力,不断提高自己的专业知识水平,才能不断满足学生的求知欲望。通过教师对知识的理解和加工,并以简单易懂的语言与方式传授给学生,教会学生科学的学习方法,养成良好的学习习惯,使学生了解人类的文明,使学生形成自己独立的知识体系,为社会做出贡献。而且,随着社会文明程度的提高,生产的发展和科学技术的进步,教师的这种作用就会更加突出。这也正是韩昌黎所说的"授业解惑"的作用。

同时,教师还兼有"传道"的作用。即培养学生良好的思想、塑造学生高尚的品德。因此,教师被称为"人类灵魂的工程师"。教师这个职业也被称为阳光下最光辉的事业。一个人历经幼儿教育、小学教育、中学教育及大学教育,在工作之前,大多数时光是在学校度过的,无疑教师就成了学生人生的领路人。所以教师必须具备相当的政治素质和道德思想素质,只有教师有着正确的人生观、世界观和价值观才能通过点点滴滴的教育,潜移默化,教会学生做人的道理。因此,教师仅仅具有专业技术知识还是不够的,还要求教师首先是一个身心健康的人,否则难以完成繁重的教育教学任务。WHO认为人类的健康不仅是身体层面的健康,还要求心理健康,社会适应良好,以及道德健康,只有健康的四个要素全部具备了,才是真正的健康。只有身心健康了,才可能完成教育教学任务。在教育实践中,往往能看到这样的现象：一些老教师由于年龄大而患慢性疾病，而影响教育教学；极个别教师身体本身没有问题，但是心理有问题，学生评教时提出一些意见后就与学生在课堂上发生冲突，致使课堂教学无法进行，直至心理出现严重问题，发展到学期结束后拒交所授多个班级学生的成绩册，说是担心教务部门会更改其成绩，可见其被害妄想发展到了极其严重的地步，最终导致教学无法继续进行，故最终发展到被学校停职的地步。还有的教师在晋升、评优问题上，面对同事的成功及自己的落选，不能正确对待，由羡慕、妒忌，甚至发展到恨的地步，不为自己的落选找原因，而却捏造事实，造谣、诽谤他人，影响极坏，这都反映了一个人的病态心理，如此发展下去很快就会失去做教师的基本条件——心理健康，甚至会走上违法犯罪的道路。

二、正确的教育理念是职业教育成功的前提

1. 办学效益观——重视经济效益的同时兼顾社会效益

不论是民办学校还是政府办学，就职业教育而言，办学的效益主要有两个方面：一是办学的经济效益；二是办学的社会效益。由于近年来，国家大力发展职业教育，给予职业教育政策上与经济上的双重支持。在政策上，要求初中毕业的学生接受职业教育与高中教育的比例要达到1∶1，同时，在经济上给予资助，由最初的为家庭困难学生减免学费，发展到对农业户口的学生和县（区）及其以下的非农业户口的学生普遍免除学费。对家庭困难的学生还给予助学金支持，对于家庭特别困难的学生，各校还给予额外的特困补助或勤工助学岗位支助，等等。这些措施极大地鼓励了初中毕业生上职业中学或中等职业学校。因此，职业教育发展迅猛，规模不断扩大，学校招收的学生数量增

多,学校总体收入增多,学校办学的经济效益得以体现。但同时,也应该看到,随着招生人数的增多,而生源质量下降在所难免,在师资等其他办学条件得不到及时改善的情况下,学生的学业成绩不佳,而新的学籍管理规定又不限制学生补考科目的数量与补考次数,因多科不及格而反复补考,这部分学生不能按时毕业。由于国家实行职业准入制度,在卫生类职业学校中毕业的学生,即使按时正常毕业了,但难以通过国家卫生类执业资格考试,也就很难就业,这样势必影响了办学的另外一个效益——社会效益。办学的社会效益体现在学校能为社会把多大比例的学生培养成"合格"的毕业生,而不合格的毕业生比例增多则是对教育资源的浪费。不合格的毕业生难以找到相应的工作岗位,有违国家支持职业教育发展的初衷,并没有减轻就业压力,且造成了毕业未就业就失业的尴尬局面,增加了失业人数,也增加了社会不稳定因素,何谈社会效益。这样既不符合教育的可持续发展战略,甚至可以说又与科学发展观相背离。因此,重视经济效益的同时要兼顾社会效益。

2. 教育成功与否关键要看培养什么样的人才

究竟什么样的教育才是成功的教育?学术界一直存在争论。对教育成功与否进行评价相当困难,因为教育是否成功涉及因素很多,而且各个因素之间相互影响,甚至又存在因果关联。从学校教育为社会培养"合格"人才的角度来讲,所谓教育的成功,首先要看教育的内容是否全面。关于教育的内容,至少要有两个方面:即德育与才能教育。德育涉及范围较广,具体来说,包括要求学生遵章守纪,符合道德规范,善于与人合作共事,等等;才能教育主要是专业知识教育与技能培养。前者是教学生"有德",后者是教学生"有才",二者不可偏废。对学生侧重于知识与技能的培养,而不注重德育的话,学生可能会成为有才无德的人,不会成为一个合格的人才;同样的,仅注重德育而不注重知识与技能培养,学生可能会成为有德无才的人,也不是一个合格的人才,故要求"德才兼备"。通过学校教育为社会培养的是"德才兼备"的人才,而且这样的人才越多,学校教育就越接近于成功。

3. 对教学失败及其原因的认识

在教育教学管理过程中,每当学期结束时,各个科目的教师在向学校报送学生成绩的同时,要报各科的成绩分析。通过对各科目的成绩分析可以发现,近些年来,从考试科目的成绩总体来看,及格率在缓慢下降,甚至有的科目尚未达到一半。但教师在分析原因的时候,却很少有人从自己身上找原因,总是归结为学生与学校两个方面的原因。对于学生多是说基础太差,对于学校总是教学资源有限,等等。当学生的某一科成绩不及格就意味着学生在这一科的学习是不成功的,或者说是失败的。为数众多的教师都把这种失败,单独地看作是学生自身的失败,其实这是不正确的,甚至可以说是错误的。从表面上看,的确是学生的失败。因为,学生成绩不及格,接下来补考的是学生而不是教师,教师只是负责出补考试卷而已。其实,这只是问题的表面,如果从深层次地去看这个问题,结论就不同了。所谓学生的成绩不及格只是一个结果,而任何一个结果的背后都具有多方面的原因,学生学习成绩不及格也是如此。凭什么就可以武断地认定是学生自身的原因呢? 难道学生成绩及格与否跟教师的授课无关吗? 显然不是。在学生的成绩中包含教师的付出与汗水,当我们遇到成绩好的学生,甚至该生若干年以后取得了可喜的成绩,我们都会因为这是我们的学生而高兴。我们既然能为学生取得的好成绩而高兴,同时也应该为学生成绩的不理想而负一点责任。因此,学生成绩不及格,不是学生个人的失败,而是教师的"教"与学生的"学"双方共同的失败。或者说它是整个教学活动的失败,教学活动失败的背后,甚至可能还有学生家庭以及学校的原因。如此以来,可以看出这种失败除与学生、教师有关外,还跟家庭、学校两个方面同样也有一定的关系。由于在教学活动中教师与学生是主角,家庭为自己的子女提供了物质上与精神上的支持,而学校为教师与学生提供了教与学的各种基本条件。教与学的活动就是师生双方共同的活动,因此,可以说在影响学生成绩的四个因素中,除了学生自身是主要因素之外,教师也是其中的因素之一,并非一点责任没有。当然让教师负全责也不公平,就像不该让学生自身负全责的道理一样。家长作为学生的监护人及学校作为作教师的组织者与管理者,同样应该为学生成绩的不及格负有一定的责任。一个学校的毕业生的质量就代表着这个学校的办学质量,工厂靠产品质量赢得好的声誉,学校的声誉靠优秀毕业生赢得,优秀毕业生的数量越多,学校赢得的声望就会越高。

4. 教师的教学水平与效果应该从何体现

要评价一个教师的教学效果与教学水平,绝不是一件容易的事,相反它是极其复杂的。如果有人认为教学评价很简单,那他纯属痴人说梦。首先,就要弄清楚以什么为标准进行评价。教学评价标准的制定本身就是一项十分复杂的工作,不同的学科评价标准大不相同,同一学科不同类型的课程评价标准也不可能完全一样。如《内科学》教学的评价和《外科学》教学的评价明显不同,前者注重知识掌握的评价,后者注重操作技能的评价,正如评价内科医生与外科医生技术水平有差别一样。在医院中,评价年资相近的内科医生的技术较难,而外科医生就不同了,除了正确诊断之外,手术台上操作见分晓,上得了台,下得了台就是最基本的评价。教学评价的方式有多种:如授课教师自己评价自己、同行之间进行评价、学生对教师的评价、学校组织的督导听课评价,等等。但如何进行汇总呢?各方评价所占的比重为多大尚存在争议。学生对教师的评价主要从对教师的接受情况及是否能听得懂、学得会等方面来看,有较大的意义。不能指望学生对教师的教学水平高低、教学艺术等进行评判,因为学生不具备如此的评判能力。从教学评价的实践来看,不同年级学生对教师的评价存在明显的差别,低年级的学生给教师的评价普遍地提出的意见较多,指出的缺点多或改进建议多,而到了高年级以后则明显不同,高年级的学生对教师的教学评价几乎全是优点,没有缺点。同一年级不同班级的评价也有很大的差别,同一个教师平行代多个班级学生的课,有的班级给该教师很高的评价,有的班级却给该教师较低的评价,其中的原因也较为复杂。受多方因素的影响,如评价实施形式就会影响对教师的评价,学生对教师的评价是以班级干部为代表进行评价的,或班级干部负责收集一班学生对教师的评价意见或建议,不同的学生对同一个教师也有不同的评价,班级干部本身对教师的评价也存在着较大的偏差,同样受多种因素的微妙影响。调查中发现,师生交往感情是影响这种评价的重要因素,甚至不少班级的学生干部给个别教师评为100分的满分,而个别教师并不是同行评价最好的教师,相反却是全校教师较为公认的谈不上敬业的教师。经过进一步地走访了解得知,该教师尤其善于与班极干部沟通、交流,对班级干部更多地表现出亲和的一面,并以为班级干部打高分著称。教师通过为班极干部打高分从而换来班级干部为其自己打满分的回报结果,评价失去了客观性、准确性,使得学生评教师的工作失去了意义。对教学效果的评价既要看到现在的结果,又要看到长远的结果,尤其是长远的结果拿什么做标准尚难有统一的结论。如国外的一些名牌大学,之所以著名是因为从该大学毕业的学生有很多人后来成为著名的科学家、企业家、社会政要,等等。在教学评价方面，至今没有公认而完善的评价体系，这不能单纯归结为教学研究人员自身水平不高，事实上教学评价确实太复杂，就像医学尚不能攻克癌症一样，我们不能说医生水平不够高。但在学校进行教学评价有几个基本的原则已被大多数人所认可。如一般教学评价首先要考虑教考分离，这样才能保证其评价的客观、公正、真实；从教学近期效果评价来看，应该从重视同行评价与学生评价中走出来，教师教学水平的高低与效果的好坏归根到底要看学生的学业成绩。换言之，学生的学习成绩在一定程度上就反映了教师的教学水平和教学效果。除此之外，没有更有效的评价教师水平和教学效果的标准了。很显然，同等条件下，一班学生的成绩肯定与教师的教学有关，全班学生的成绩总体都很好，说明教师的教学成绩显著；全班学生的成绩总体都不好，说明教师的教学成绩不好。但现实中，依然有极个别教师不顾事实，不愿意承担责任，或者说没有责任意识，总把学生成绩不理想归结为都是学生自身的原因，而当班级学生成绩很好时，自己却沾沾自喜，十分得意。曾经有过这样的情况，学校并没有实行教考分离，而期中考试结束后，一位教师把自己所代多个班级的学生成绩及格率公布于众，结果很少有班级学生的及格率超过半数的，并就此呼天抢地发出感慨，言下之意都是学生的基础太差，令人失望，等等。由此可见，该教师根本就不知道教师的教学水平与效果应该从何体现，却把一切责任都归结于学生自身。一个教师对自己的能力与水平缺乏最基本的自我认知，谈教学效果是何等的奢侈！当然，影响班级学生集体成绩的因素也并非全部如上所述，还有班级的教育与组织管理问题，也是影响班级学生成绩好坏的一个重要因素。

当前，我国职业教育总体形势喜人，但卫生职业教育形势并不乐观，教师确实存在压力并面临着较为严厉的挑战。以护理专业为例，国家护士执业资格考试及格标准并不因为生源质量的下降而降低，教师缺乏正确的教育理念,重视教学而不重视教学研究,甚至对教育教学缺乏研究,面对学生课堂上玩手机等厌学现象不能很好地应对,甚至于束手无策的话,期望有更高的执业资格考试通过率很不现实。因此,激发学生的求知欲,消除厌学情绪,变"要学生学习"为"学生要学习"至关重要。始终不要忘记把学生培养成合格的人才是教师义不容辞的责任,至于如何去培养则下功夫研究,作为教师必须要先有正确的教育理念。正确的教育理念是教学成功的前提,因为,教学理念决定教学行为。缺乏正确的教育理念,再谈其他也是枉然。

5. 敢于承担责任才能改进"教"与"学"的行为过程

WHO 关于健康有四个方面的含义:包括身体健康、心理健康、社会适应良好以及道德健康,而敢于承担责任就是个人心理健康的表现。教学中遇到问题敢于承担责任,才有利于改进教学。学生考试不及格,教师说是学生没有学好,而学生却说是教师没有教好,如果双方各持己见,都从对方身上找原因,而不是从自身找原因,最终都不能从根本上解决问题。就像两个有矛盾的学生发生了争吵而去找班主任或辅导员评理一样,如果每个学生都认为自己有道理,都认为对方有问题的话,班主任或辅导员绝不会看着他们相互争吵下去,更不允许他们相互指责对方,绝大数的班主任或辅导员都会让他们各自先想一想自己一方有什么过错,而不是去指出对方的种种过错,以免造成相互指责。这样,问题大多迎刃而解,这就是解决问题的思路与方法。同理,学生学业的成功与失败,教师就要考虑在"教"的过程中,有没有需要改进的地方,有没有更有效的教学方法,而不要一味地指责学生如何不学,等等;学生同样也要考虑为什么同是一个教师教学,其他同学的成绩及格了,而自己却不及格呢?就要从自身的"学习"方面找原因,而不要一味地指责老师教得如何不好,等等。如果教师与学生双方都能这样认识问题,敢于承担责任,学生成绩不及格的问题解决起来就有了一定的希望而不是说就根本解决不了。教师作为一个专业的教育工作者,"传道、授业、解惑"自古以来都是其基本职责,教育人、培养人是学校的主要功能所在,引导学生成才,推动社会发展,义不容辞。"学校越多,监狱越少。"说的就是学校与教育的作用,而不是说"都能教育好还要监狱干什么!"之类推脱责任的话。西方国家企图对我国进行所谓的"和平演变"用的就是教育的手段。"百年大计,教育为本",一个国家的发展与强盛靠的首先是从教育起步,教育虽然不是万能的,但离开了教育是万万不能的。而教育主要是靠教师来完成的,既然作为一个教师必须要认可与担当教育的职责,树立一些教育家所倡导的"没有教育不好的学生,只有不会教育的老师"的理念,朝着成为一个合格的人民教师的方向发展。当然,要从根本上解决这个问题,可能还需要从办学体制上等多个方面进行研究。好的办学体制会促使教师变得勤奋而愿意承担责任,而不好的办学体制会促使教师变得懒惰起来,并且推御责任。只有勤奋而富有责任心的教师才有可能把学生教好,当教得好与教得不好的,其待遇都一样时,有多少教师愿意多花大气力去把学生教好呢!在我国,有一个活生生的例子,可以说明这个问题。改革开放之前,土地归集体所有时,农民的劳动积极性没有调动起来,出工不出力不是个别现象,结果农业生产发展缓慢,粮食产量较低,农民解决温饱都较困难。安徽凤阳小岗村在全国率先实行土地承包责任制,并在全国推行,结果大不一样。土地还是那片土地,农民还是那些农民,为什么产量就提高了?究其原因,主要还是体制问题。我国职业教育取得了很大的成绩,但也存在着许多问题,有些问题不是靠单纯的管理能解决的,真正要解决这些问题最终还要建立在打破政府办学的体制,实行民办、公办、股份制等多元化的办学格局,引入教育的竞争机制,该政府解决的由政府解决

（机制问题、制定规则问题），该市场解决的由市场解决（竞争问题、优胜劣汰问题）。

三、质量立校是职业教育生存与发展的最终出路

国家大力发展职业教育,给职业教育极大的支持,使职业教育获得了迅猛发展,取得众所瞩目的成就。与此同时,也应该看到职业教育发展很不均衡,不少地方的职业学校盲目上规模,追求经济效益,忽视社会效益,应引起教育主管部门的重视。

职业教育是为各个行业培养技术人才的教育,职业教育决定职业方向,不同的职业教育造就不同职业的技术人才。近年来,国家支持职业教育发展,在经济上予以资助,为各行业培养了大量的专业技术人才,发挥了重要的作用。但同时也应看到,由于办学规模扩大,生源质量下降,再加上师资力量相对不足,教学内涵建设跟不上,教学理念落后等原因,致使教育教学质量下降,虽然办学的经济效益增加,但办学的社会效益下降。解决上述问题的根本出路在于质量立校。质量立校是职业教育生存与发展的最终出路。

1. 盲目扩大办学规模,影响教育教学质量

不少职业学校由于自身经费不足,为了生存不得不依靠扩大招生人数,收取更多的学费,缓解学校的经济压力,维持学校的生存与发展。职业学校规模不断扩张,致使生源数量相对不足,各中职学校为招收更多的初中毕业学生,不惜花费大量的人力、物力与财力去各地的初级中学,深入班级做招生宣传。在我国的不少地区,或一段时期内,都曾经出现过有偿提供生源的现象,致使学校这块所谓的净土也受到一定的污染。据某地初级中学的一位校长反映,有偿提供生源引

发了一系列的社会问题:在初中,以前,一般教师都是争着当成绩较好班级的班主任,都不愿意当所谓差班的班主任,而现在竟然出现了截然相反的情况,即教师争着当差班的班主任,十分耐人寻味。这位校长担心,如此这般下去,势必会恶化初中教育教学环境,影响基础教育的根基。作为上游的职业教育反过来影响到下游的九年义务教育,其后果是极其严重的。如果任凭这种影响继续下去,则九年义务教育的质量将受到重大影响。同时,因职业教育生源相对不足,各地教委为支持职业学校办学,纷纷出台免试注册升入职业学校的政策,使得进入职业学校变得无门槛可言,即不参加中考也可进入职业学校读书。虽然维持了职业教育的规模,但可想而知,生源质量没有了保障,严重影响职业学校的教育教学质量。这也说明了义务教育的质量并非令人满意,职业教育的人文课程难以为继,不得不为义务教育的人文课进行补课。在这种情况下,围绕教育教学质量这个中心做好教学教研工作就显得更为重要。

2. 围绕教育教学质量这个中心,做好教学教研工作

以教育教学质量为中心,做好教学教研工作十分必要。

职业教育生源质量下降早已成为不争的事实,但并不意味着职业教育的质量就可以任其下降。职业教育生源质量降低,的确影响了职业教育教学质量,但并不能因此就降低职业教育的质量标准。因为职业教育是在执业准入制度的前提条件下进行的,如以卫生职业教育为例,通过职业教育毕业之后,能否进入卫生行业岗位执业,关键要看能否通过国家的卫生类执业资格考试,通过者准许进入医疗卫生行业执业,否则,就不允许进入卫生行业就业,一个学生就读了卫生类职业学校,接受卫生职业教育后不能就业,就意味着这个学生接受职业教育是不成功的。一个学生如此还不能说明职业教育是失败的,但对于这

个家庭以及对于这一个学生而言就是失败的,同时会影响到其所在的学校及其所在村庄的人,大家会就此认为,谁谁就读了某某职业学校也找不到工作,那个学校不能去读,其社会影响很差,任其发展,职业学校的生源会越来越少,学校生存与发展就会失去机遇。因此,在生源质量下降的情况下,仍然要围绕着教育教学质量这个中心,把学生培养成合格的卫生职业技术人才,促进学生的就业是关键。

如果一旦离开教育教学质量这个中心,甚至错误地认为,反正生源质量降低,造成教育教学质量下降在所难免。随着教育教学质量的下降,那么,将来必然会出现大量的毕业生不能通过国家的执业准入考试,无法进入这个行业就业。一旦大量的学生毕业后不能在相应的行业就业,学校的办学声誉就会受到很大影响,用不了几年时间,在社会上就会广泛传开,到那时很难再会有学生来职业类学校就读,结果职业学校就很难维持下去,不要说发展了,就是生存恐怕都会困难。因此,围绕教育教学质量这个中心是学校生存与发展的底线。

以教育教学质量为中心,要做好更新教育理念及立足课堂开展教育教学研究的各项工作。

首先,要更新教育教学理念,因为理念支配行动。

由"先教书后育人"至"先育人后教书"的变化,可以看出生源变化而带来的教育与教学顺序的变化。学校教育的本质就是让学生通过受教育而提高自己,同时,教师自身也得到提高。不论是职业教育还是非职业教育都不过是教育的一种体制或形式而已,其本质都是相同的,都是通过教育的手段达到教育的目的。通过教师的"传道、授业、解惑"教育以后,能遵章守纪、讲文明、有礼貌,符合社会规范,让学生成人的同时,走向某种职业岗位,并最终成才,这是现代职业教育最基本的理念。在我国,20世纪90年代以前,成绩最好的学生上中专,学生的文化素质相对较高,其表现为"他们要学习",不需要教育他们去学习,不要讲那么多道理,所以教育教学的重点放在"教书"上,称之为"先教书后育人"。现在截然相反,初中毕业生中成绩较差的上中专,高中毕业生中较差的上高职,相对于上非职业学校的学生,总体而言,学生整体素质较低,爱学习的学生相对较少,不爱学习的学生相对较多,甚至不愿意学习、厌恶学习的学生也相当多。老师要苦口婆心地劝导他们,"要他们学习",所以,现在教育教学的重点发生了变化,应把"教育"放在第一位了,故原来叫"先教书后育人",现在正好颠倒过来了,叫"先育人后教书"。因此,要求教师必须把育人摆在第一位,以促使学生读书学习,而不能只管自己讲课也不管学生是否听课。作为教学过程管理要针对这种变化,研究相应对策。当然,对于有些课程在课堂上,有较多学生玩手机、说话等,应当看到,不仅仅是学生自身的问题,同时也有授课教师自身的问题。

作为受教育者的学生或师徒带教式的徒弟可以自谦,也可以自责,可以说"师傅领进门,学得好坏在个人",但作为教育者的教师则不然,教师一定要摒弃那种"师傅领进门,学得好坏在个人"的不负责任的教育理念。按此错误的理念,总是强调责任全在学生,而不去反思教师自身的问题。"传道、授业、解惑"是教师的职责,把大多数,甚至绝大多数学生教会是教师应尽的职责,如果相当数量的学生因不及格而不能毕业,教师应承担相应的责任。如果学生从职校不能毕业,或者毕业后不能就业,这种失败并不是学生个人的失败,而是教师与学生双方共同的失败,甚至是学生个人、家长、老师、辅导员四方共同的失败。在一些职业学校,仍然有不少教师缺乏这种负责任的教育教学理念。例如,个别教师在评学会上讲,他上课时某某班教室一睡一大片,学生不听课,等等。所以,我们就告诉这个老师说,当然,学生不听课是不应该的,但是把学生不听课全归责于学生也是不对的,作为教师应该先从自身考虑,在备课方面、授课方面、课堂把控方面等是否有需要努力与改进的地方,或者调查了解学生睡觉的原因,针对原因才能采取相应的措施,作为教师必须要有这些观念,因为观念决定行动。引导教师树立负责任的教育理念,养成负责的态度去对待自己所从事的职业。作为一个教师如果能把学生的听课情况看成是对自己教学的评价,那离成功就不远了。如果全班学生都能聚精会神地听一个教师的课,说明他的课讲得很精彩,否则,就应该在加强学习、努力备课、认真授课等方面继续下功夫。

其次,要立足课堂,开展教学教研工作。

狭义的"教学"主要是向学生传授做人的道理、文化知识、专业技能,这是学生"成才"的基础。教育教学主要靠教师来完成,而且主要在课堂上完成。因此,教学管理部门服务于教学首先就要关注课堂教学管理。例如,发现学生不注意听老师讲课,甚至趴在课桌上睡觉。这时,教学管理部门就应该会同教育研究部门协助教师找到问题的原因,并提出对策。课堂教学是师生双方的互动,如果只有教师的讲课活动而没有学生的听课活动,这样的课堂教学没有任何效果可言,不可能保证教学质量。研究并解决这些问题,就是教育研究部门要做的工作,也就是所谓的"课题研究"。这种"课题研究"对提高教学质量是最有意义的。况且课题研究要从小到大,由少到多,靠不断的积累经验,才能提高自身的研究水平。同时,教研部门要带领广大教师一起开展教学研究,随时解决课堂教学中出现的新问题,努力提高课堂教学质量。任何一个老师,一辈子只埋头"教学",而不进行"教学研究"的话,他绝不可能成为一个优秀的教师。"教学"与"教研"的关系就好比"学习"与"思考"的关系一样。古人云:"学而不思则罔,思而不学则殆"。即只学习不思考如何去学习是不行的,只思考如何学习而不去学习,同样,也是不行的。同理,只教学而不思考如何去教学不行,只思考如何去教学而不去教学也不行。只有一边教学,一边教研,才能较快地提高自己的教学水平。因此,教师在做好教学工作的同时,要认真做好教学研究工作,不断改变自身去适应学生,认真备课,钻研教材,研究教法,化繁为简,化难为易,想方设法让学生听课,加强教学互动,确保课堂教学质量。总之,一句话,办职业教育必须靠质量立校,即质量立校是职业教育生存与发展的最终出路。

四、卫生类中职学校在继续教育认识上的误区与对策

1. 继续教育及其起源

继续教育是脱离正规学校教育且参加工作之后,所接受的各式各样的教育。在科学技术发展突飞猛进的今天,继续教育越来越受到人们的高度重视。它在社会发展过程中所起到的推动作用,特别是在形成全民学习、终身学习的学习型社会方面所起到的推动作用,越来越显现出来。继续教育是一种特殊形式的教育,主要是对专业技术人员的知识和技能进行更新、补充、拓展和提高,进一步完善知识结构,提高创造力和专业技术水平。在知识经济时代,继续教育又是人才资源开发的主要途径和基本手段,着重点是开发人才的潜在能力,提高人才队伍整体素质,是专业技术队伍建设的重要内容。教育将由一次性的学校教育,转向继续教育,最终发展为终身教育,即活到老学到老。据研究,坚持学习能延缓大脑的衰老,能预防或延缓老年性痴呆的发生。可见,继续教育对健康有一定的促进作用。

从继续教育的起源上来看,继续教育是 20 世纪 30 年代从美国发展起来的一个新的教育工程。目的是把一些工程技术人员再次进行必要的培训,以便更快更好地适应迅速发展的生产需要,完成越来越难以掌握的新技术、新产业规定的任务。当时美国许多大学都设置了

工程技术革命专题讲座和培训班。第二次世界大战后,特别是 20 世纪 60 年代以后,随着新技术革命的深入发展和终身学习教育思想的广泛传播,人们普遍地认识到继续教育工程的重要性,很多国家开始利用政府的行政手段强有力地推动这一工程。我国也是如此,像工程师、律师、医师、护士等从业资格证考试,以及第一学历后的学历教育也都属于继续教育的范畴。

2. 卫生类中职学校在继续教育认识上的误区

卫生类中职学校是国家大力发展职业教育的主要基地之一,也是中等职业教育的重要组成部分。中等职业教育重视职业技能的训练、提高与理论创新,继续教育是实现中等职业教育技能提高与理论创新的重要环节。当前,在卫生类中职学校,在继续教育方面存在着认识上的诸多误区,包括学校管理者认为不重要、年轻教师认为没必要、中青年教师接受继续教育出于晋升的需要、年资高的教师认为没有多大意义等。如何才能从误区中走出来,关系到中等职业教育的健康发展。

卫生类中职学校教师与学生的来源或许是中职学校对继续教育产生误区的原因之一。卫生类中职学校教师主要来自于两个方面:其一,从事人文学科课程的教师主要来自于师范院校的毕业生,约占学校教师的三分之一,人文学科课程包括语文、数学、物理、化学、政治、外语等;其二,从事基础学科与专业学科课程的教师主要来自于相应专业大学或医学院校的毕业生,约占学校教师的三分之二,而卫生类中职学校的学生主要来自于初中毕业而没有考取重点高中的所谓"学习困难学生",再加上卫生类中职学校教师职称最高只能晋升到高级讲师(副高职称)。因此,中职学校的管理者、教师对继续教育的认识存在诸多误区,致使开展继续教育缺乏主动性。

管理者认识上的误区主要包括以下几个方面:其一,认为中职学校的教师都是大学本科毕业生,甚至是研究生毕业的硕士生,教授初中毕业生是绰绰有余,不需要接受继续教育,完全可以胜任教育教学工作。其二,即使需要继续教育,那也是教师个人的事,与学校没有关系,或关系不大。其三,继续教育需要花费一定的时间及财力,又会影响教师教学工作,教师完全可以通过自学的方式解决继续教育的问题等。综上所述,这些认识上的误区反映了管理者对继续教育的认识不到位,重视程度往往不够,多数情况下是被动开展继续教育工作。不论什么专业,也不论是什么职称的教师,上级人事部门每年发放同一份所谓的继续教育材料或书籍,学校组织教师进行学习,市人事部门发放一个继续教育合格证,算是完成了继续教育的任务。

刚工作不久的新教师认为自己没有必要参加继续教育。从大学刚毕业不久的年轻教师,认为自己具有较新的系统理论知识,没有必要参加继续教育的培训等。其实,继续教育本身已经脱离正规教育,它包括已参加工作并负有成人责任的人所接受的各种各样的教育。继续教育是面向"学校教育"之后所有社会成员特别是成人的教育活动,是"终身学习"体系的重要组成部分。它是一种特殊形式的教育,尤其是对专业技术人员进行知识更新、补充、拓展和能力提高的一种高层次的追加教育,正是在学校学历教育基础之上的后续教育。

参加工作很久的老教师认为自己参加继续教育已没有意义。资历老的高级讲师由于自己年龄较大,在中职学校早已晋升了高级职称,又没有了继续晋升的机会,感觉自己用不了多少年就将退休,认为自己参加继续教育已没有多大意义。持这种认识的资历老的高级讲师大有人在,他们大多有"船到码头车到站"的思想,而活到老学到老的思想在他们脑子里十分淡薄,对刚参加工作的年轻教师影响很不好。因为,年轻教师往往以老教师为榜样,将资历老的高级讲师作为他们的楷模。当他们看到这些所谓的"楷模"或"榜样"对继续教育抱着如此消极的态度,可想而知,对年轻老师会有什么样的负面影响。

认识上的误区导致开展继续教育缺乏主动性。由于认识上存在诸多误区,导致开展继续教育缺乏主动性。中职学校比较普遍地存在被动接受继续教育的现象,等文件、等通知、等指令的情况比较普遍。例如,上级人事部门要求对专业技术人员进行诸如知识产权方面的培训、法律法规方面的培训等,各中职学校就按要求组织人员参加培训。否则,就原地踏步,等待指令,被动接受继续教育,应付上级的要求,走走过场,流于形式,拿到继续教育的学分证,成为参加继续教育的目的,以便晋升,尤其是中青年教师普遍需要晋升中级职称或高级职称,必须要获得足够的继续教育学分,才符合晋升的相应条件。因此,中青年教师参加继续教育具有一定的功利性,而没有很好地达到继续教育本身的目的。

3. 走出误区与解决存在问题的对策

(1) 了解继续教育的发展过程,提高对继续教育的认识。继续教育是 20 世纪 30 年代从美国发展起来的一个新的教育工程,称之为"继续教育工程"。其目的是把一些工程技术人员再次进行必要的培训,以便更好更快地适应迅速发展的生产需要,完成越来越难以掌握的新技术、新产业规定的任务。特别是 20 世纪 60 年代以后,随着新技术革命的深入发展和终身学习教育思想的广泛传播,人们普遍认识到继续教育工程的重要性,甚至有些国家开始利用政府的行政手段强有力地推动这一工程。例如,美国设有美国工程教育协会与工程技术认证委员会,使其本科生、硕士和博士生毕业以后,必须通过国家级的相应证书考试,才能取得工程师、律师、医生、护士等从业资格。在卫生职业教育方面,我国也实行了执业医师与执业护士准入制度,这都属于继续教育的范围。例如,我国于 1996 年,卫生部在全国推行了《中华人民共和国护士执业证书》考试,凡申请护士执业者必须通过该项考试,取得《中华人民共和国护士执业证书》后方可申请护士职业注册,未经注册者不得从事护士工作。1998 年通过了《中华人民共和国执业医师法》,1999 年开始正式、具体实施执业医师考试。

(2)继续教育是社会发展的需要。现代社会,科技迅速发展,知识更新速度加快,应用周期缩短,从而导致了社会产业结构、技术结构、职业结构等随之发生变化。这种变化要求从业人员重新形成的劳动力要有较强的职业应变能力和更新的智能结构,而一次性的学校教育远远不能满足这种需要,终身教育和终身学习被提到议事日程上来,变成从业人员工作的一个有机组成部分,继续教育作为学校教育向终身教育转变的重要阶段,在社会的发展中扮演着重要的角色。

(3)加强业务考核,促使教师参加继续教育。随着社会发展,科技进步,生产方式与生活方式发生了很大变化,继续教育是应对这种变化的主要方式。未来的竞争是实力的竞争,各个中等职业学校之间的竞争,靠的是教育教学实力。教育教学实力的关键在教师队伍,教师队伍的培养主要在教育,继续教育是培养教师的重要途径。因此,作为一个管理者与教育工作者必须要有紧迫感、使命感。作为中等职业学校自身,应加强教师业务考核,促使教师参加继续教育,提高自身的教育教学水平。

(4)学校政策上支持,激励教师参加继续教育。长期以来,由于受传统教育思想的影响,重视普通教育,过分强调第一学历,轻视成人教育,重视理论教育,轻视技能教育。用人单位看重的是人的文凭和学历,忽视人的能力和内在素质,重视眼前利益,轻视长远利益。多数愿意花钱搞硬件建设,不舍得花钱支持人才培训,对继续教育抱着应付差事,或敷衍了事的态度。对发展继续教育的重要性认识不够,激励专业技术人员的政策不配套,学习与个人利益尚未挂钩,学与不学差别不大,对专业技术人员参加继续教育缺乏激励政策。因此,要改变目前的状况,各中职学校必须在政策上给予支持,激励教师参加继续教育培训,使教师参加继续教育不仅学业上有进步,而且在待遇上有所体现。

将继续教育作为对中职学校年终考核的项目之一。在教师个人、中职学校的管理者自身不能认识到职业教育的重要性与紧迫性,并且不能很好地开展继续教育的情况下,主管部门可以将继续教育作为对中职学校年终考核的项目之一,对下属单位实行强行入围的办法。采用行政手段,迫使中职学校正常开展继续教育工作,完成继续教育的任务。

五、卫生职业教育中存在的不良现象及对策

在卫生职业教育过程中存在着诸多不良现象,这些现象看起来发生在学生身上,但其根源不是在学生而在学校自身。诸如厌学、违纪、网恋、吸烟、酗酒,甚至打架斗殴,以及毕业后从事非卫生职业等。近年来,这些现象,虽不是普遍现象,但也决不再是个别现象,况且,有上升的趋势,已经引起了有识之士的关注。透过这些现象,我们不禁要问:这些除了与义务教育有关联之外,难道与卫生职业教育本身没有关系吗? 回答是肯定的,应当引起教育部门的重视。

1. 不良现象的根源

(1) 职业教育过程中的不良现象是义务教育阶段的延续。卫生职业教育过程中存在的诸多不良现象,如厌学、违纪、网恋、吸烟、酗酒,甚至打架斗殴等,并不是起源于卫生职业教育开始之际,而是起源

27

于义务教育阶段。像厌学、违纪大多在小学阶段就曾经出现;像网恋、吸烟、酗酒、打架斗殴大多起源于初中阶段。据调查,在卫生类中职学校存在上述不良现象的学生,其中百分之九十在义务教育阶段都曾有过类似的情况,有的还不止一次、两次,还有的不仅是班级的"问题学生",甚至是年级和学校的"问题学生"。在卫生类中职学校中存在的这些不良现象不过是初中阶段的延续而已,在一小部分学生身上已经习以为常,好似"贯性定律"在学生行为上的反映一样,并不是初中的教师没有对他们进行这方面的教育,而是教育得不够成功而已,严格讲是失败。自然,这一课要有职业教育教师接着上,这不能不说是职业教育在为义务教育补课。

(2)职业教育同义务教育一样对德育重视不够。由于义务教育追求升学率,重视智育,而忽视了德育,造成了一小部分初中毕业生把厌学、违纪、吸烟等不良现象带进了职业学校。从道理上讲,职业教育应该为义务教育轻视德育进行补课,重视德育,改掉学生的这些不良习惯。但事实上,正相反,职业教育本身受传统教育的影响根深蒂固,同样重视智育,而轻视德育。如职业教育存在对口高考,类似高中考大学,职业教育难免不受高中教育的影响;卫生类中职学校毕业生的执业资格考试主要考察学生的智育成绩,同样忽视对德育的考查;职教学生奖学金的评定、"三好学生"的评定,等等,都与学生的学习分数高低紧紧地连在一起,一旦成绩不好,一票否决。这就形成了"一好"代"三好"的局面,而对德育又重视不够。当然,学习好的确重要,没有好的成绩无法胜任将来的工作,关键的问题是过分重视智育而忽视德育,学生自身一旦到了连美丑都不分的地步,其本身就无法鉴别哪些东西该学,哪些东西不该学,以至于出现了学习到了不该学习的东西,如吸烟、酗酒、网恋、打架斗殴等。

(3)重视智育教育,忽视了职业教育。职业教育不同于义务教育,义务教育为高中教育、职业教育打基础,而职业教育是为将来的职业打基础。职业教育具有明确的目标,卫生职业教育为将来从事卫生职业服务。卫生职业教育不同于其他职业教育,其服务对象具有特殊性,直接关系到人们的生命及健康,从医学生誓言的内容可以看出这一点。卫生执业资格考试十分严格,历来受到人们的重视,因此,重视智育教育无可厚非,然而,职业教育不单纯是专业方面的知识教育,还包括巩固专业思想、树立职业理想、爱岗敬业、职业道德、职业礼仪等。作为卫生职业教育而言,就全国来看,一直存在着卫生类中职学校毕业从事非卫生职业的情况,但近年来有上升的趋势,致使卫生人力资源浪费。这种现象的发生有家庭、社会、个人多方面的原因,也有就业压力增大和卫生职业就业困难的影响。除此之外,主要归结于学校对学生职业教育的忽视,忽视卫生职业理想、专业思想、爱岗敬业的教育,为了就业而就业,丢掉了自己所学的卫生相关专业,也不利于将来的发展。多年来,人民群众对卫生行业服务的不满意,有多方面的原因,其中在校期间忽视对学生进行卫生职业道德教育也是其中的原因之一。如服务质量不高、服务态度不好、缺乏护理礼仪、收受红包、收受药品回扣等。

(4)《中专学生日常行为规范》教育的空泛,效果较差。在义务教育阶段,进行《小学生日常行为规范》和《中学生日常行为规范》的教育,在中等卫生职业学校,进行《中专学生日常行为规范》的教育,但这些规范的教育往往比较空泛,且是入学时一时性的教育,泛泛而谈,也没有联系日常行为的实际而进行针对性的教育,没有真正认识到日常行为规范的重要性,故教育的效果较差,以至于学生出现了乱丢垃圾、随地吐痰、不守时、不守信、着装不规范、不尊重师长等不良现象。

2. 消除不良现象的主要对策

（1）从《中专学生日常行为规范》教育入手，常抓不懈。《中专学生日常行为规范》是学生的行为准则，任何照本宣科式地对学生进行《中专学生日常行为规范》的教育，往往都不会成功。只有把它具体化到每天的规范、每一节课的规范、每一种活动的规范，如早操的规范、课外活动的规范，使《中专学生日常行为规范》教育具有更好的可操作性，并与日常行为的实际相联系，做到学习规范不脱离实际，学习规范与落实规范不脱离，日常行为规范就应该贯彻落实在日常学习、生活之中，而不是新生入学时照本宣科地念一遍就了事，把违犯《中专学生日常行为规范》的情况与奖学金的评定、三好学生的评定等相联系，督促学生遵守行为规范。

（2）道德教育是职业教育的重要内容，应贯穿于职业教育始终。我国素以文明古国、礼仪之邦而著称于世，重视做人的道德修养，教学生做人的基本道理，是广大教育工作者的重要职责。教育学生热爱祖国、孝敬父母、尊重师长、团结友爱、和睦相处、讲究诚信、讲文明、讲礼貌、大公无私。培育学生爱国主义的民族责任心和为共产主义奋斗的理想志向，从自尊、自重、自爱做起，到爱家、爱校、爱国。而职业道德教育是道德教育的重要内容，医生、护士从事着维系健康、保证生命安全的伟大事业，要做德才兼备的名医，首先要明理，高尚的医德是获得病人尊重的首要条件。发挥德育课教师的特长，同时，任何课程都要贯彻德育教育为先导的思想，寓德育教育于各学科课堂教育之中，将德育教育贯穿于职业教育始终。

（3）加强职业理想教育，树立正确的学习动机。理想和志向是一个人能力高度发展的强大动力。一个有崇高理想和信念的人，对自己的生活和事业就会有严谨的态度，高度的注意力，炽热的情感和追求。

对学生进行卫生职业理想教育,鼓励学生成大事,为卫生事业做贡献。使他们认识到将来自己所从事的卫生职业是一项十分重要而又有价值的职业,它关系到人的生命与健康,对将来的职业充满成就感,由此,产生学习动机。人从事任何一项活动,有无动机或动机的强弱,对活动效果起着巨大的影响。动机能激发一个人开始活动,并维持活动进行下去,直至引导活动向既定目标前进。学习的动机是将学习愿望变为学习行动的心理动因,是发动和维持学习行动的力量,是推动学生进行学习以取得优异成绩的内部动力。

(4)教育主管部门重视,综合教育势在必行。卫生类中等职业学校学生身上表现出来的诸多不良现象,不是卫生类中等职业学校自身的问题,它与义务教育密切相关,同时与学生的家庭教育也不无一定的联系。因此,它不是中专学校自身一时能够完全解决的问题,需要教育主管部门领导重视,需要义务教育与职业教育双方配合,综合治理,并需要一个相当长的时间。我们从事卫生职业教育工作,能做到的是发现并提出问题,并积极探讨解决问题的办法。在此基础之上,在卫生职业学校中践行,尽量消除这些不良现象,把学生培养成德才兼备的卫生职业技术人才。

六、考试制度的改革将促进卫生职业教育质量的提高

我国从新中国成立直到 20 世纪 80 年代末期都是借鉴前苏联教育模式,采取的是行业办学体制。医疗卫生类的教育由卫生部与各省卫生厅主办,地市级卫生类学校由当地卫生局分管。但随着改革开放的深入,教育体制发生重大的变化,原国家各部委行业办学全部改为教育部负责办学。与之相对应的,卫生类职业教育质量监控也相应发生了变化,其演变过程包括三个阶段:第一个阶段,各省卫生厅对各卫

生学校实行全省统一毕业考试;第二个阶段,国家推行医学执业资格考试制度;第三个阶段,护士执业资格考试制度的改革。

1. 各省卫生厅对毕业生实行统一考试

在国家推行医学执业资格统一考试之前,各省卫生厅每年都对各卫生类学校的毕业生实行统一考试,并在全省范围内,以统一考试成绩给各卫生类学校排出先后名次。各卫生类学校没有不担心自己学校的名次被排在后面的,因为没有人甘愿落后。其结果是促使各卫生学校必须严把教学质量关,否则,就将名落孙山,令人难堪。这种采取全省统考的形式对每届毕业生质量的监控起到了十分重要的作用。大家形象地说,各省卫生厅就是各卫生学类学校办学质量的"守门人"。虽然人人都参加全省统一考试,但这种监控突出表现为以"学校"为单位进行的监测与评估,它侧重于对"学校"整体质量的把关,而不强调以"个人"为单位对毕业生进行逐一检测。以"个人"为单位对毕业生质量的检测由学校自身负责,各校通过举行毕业考试把好学生的毕业质量关。在卫生厅把握整体质量的前提下,只要学生通过学校举行的毕业考试,就可获得毕业证,同时也就有从业的资格,进入医院第一年当见习医生或护士,第二年在上级医生或护师的指导下独立执业。

2. 国家推行医学执业资格考试制度

在20世纪90年代初期,随着改革开放的不断深入,各行业主导办学体制转变为教育部负责统一办学的体制,国家推行了医学执业资格考试制度。因此,各省卫生厅陆续取消了对卫生类学校全省统一的毕业考试。为什么会出现这情况呢?原因很简单,在国家实行医学资格统一考试之后,卫生类学校的毕业生是否有资格上岗,就看其是否能通过国家医学考试中心的考试。也就是说取得学校的毕业证才获得参加国家医学考试的报名资格,至于能否通过,则另当别论,通过者就有执业资格,被看成是真正合格的毕业生。否则,即使通过了学校的考试,取得毕业证而考不到执业资格证,从就业的角度来看,毕业证就没有实质的意义。由于国家实行了医学执业资格考试制度,这种国家级的考试是级别最高的考试,它是判定卫生类学校毕业生能否上岗的最终标准,与之相比,省级统考的意义就大打折扣。况且,这种国家级的考试是在卫生厅领导下进行的,即仍然是在卫生厅的监管之下实施的。因此,各省卫生厅就不再安排全省统一毕业考试,也就等于取消了由省卫生厅以"学校"为单位,对全校毕业生整体质量的监控,而改由国家医学考试中心行使对毕业生以"个人"为单位,逐一检测的功能。这种以毕业生"个人"为单位的检测,几乎丧失了以"学校"为单位对整体质量的监控功能。或者说,这种所谓的医学执业准入制度,它只注重对"个人"准入把关,它无法对一个"学校"总体质量进行把关,这主要与它当初的考试报名规定有关。

以护理专业为例,按照当时的报考规定,护理专业毕业生作为见习护士,要在医院护师指导下工作一年,然后,才可凭毕业证,在所工作的医院统一报名,由当地卫生局统一组织参加国家医学考试中心举办的执业护士资格考试。这些护士参加资格考试的结果如何? 只有这些护士自己和其所在医院的管理人员清楚,而这些护士原来毕业的学校无从知晓。因为各卫生类职业学校的护理专业学生毕业之后,奔赴天南海北,四处就业,分布在全省乃至全国各地。护士在各地医院报考成绩等相关信息,其原毕业学校主管部门或许可以了解一些,但不可能完整、准确地获得。因此,总体来看,作为各卫生类职业学校毕业的护士,一年后有多少人参加了考试? 又有多少人通过了考试,获得执业护士资格? 即毕业的护士生参加执业护士资格考试的通过率,各卫生类职业学校无法得到全面而准确的信息。

与此同时,按照当时的报考规定,一年后方可报考,有几个问题难以解决:第一个问题,毕业生只有毕业证而没有执业资格证,难以就业。当年的就业率较低,这就没办法达到中等职业学校办学水平评估要求的就业率。即便就业了,较低的待遇也不利于调动其工作积极性。第二个问题,开始实行了国家统一考试,取消了省卫生厅的统一考试,各卫生类职业学校自身的教育质量也没有一个权威的评判标准,更谈不上上级主管部门对教学质量的监控。在此期间,学校优劣无标准,省内多所卫生类学校之间,在招生宣传时,人人都说自己的学校是最好的,但人人心里都清楚,最好的学校只有一个,至于是哪一所学校,谁也不知道。第三个问题,学校的教学质量没有一个权威性的评判机构来评价,从事职业教育的教师的教学水平得不到认可。众所周知,高中的教师特别富有成就感,他们的成就感来自于所教的学生有很多人考上了大学。同样的,而从事卫生职业教育的老师的成就感可以来自于所教的学生有很多人考取了执业资格。当一个教师不能从自己的教学中看到成就的话,也就难以促进自己教学质量的不断提高。也就是说,国家医学考试中心最初的报考规定,不仅不利于护士的就业,而且忽视了对卫生类学校毕业生整体质量监控,使得卫生类学校的总体办学质量在失去了省卫生厅作为"守门人"把关的情况下,而变得无人值守。尤其是,20世纪90年代后期,先是招生并轨,接着又遇上高中与大学的扩招,优秀的初中毕业生争相上高中,而成绩较差的初中毕业生上中专,卫生类学校的生源质量每况愈下。因为学校为了生存又盲目扩大办学规模,由于招生人数的不断扩大,录取分数线只得一降再降,最后的录取分数线已失去选拔的意义,结果是不论考了多少分的初中毕业生都可以被卫生类学校录取,升入中专学习,只要交足了学费,不论有多少门课程不及格,也不论其补考是否及格,一样升级,留级制度形同虚设。总之,不论其真实成绩如何,最终都可以从学校毕业。由于护士的服务对象特殊,一些有识之士无不担忧毕业生的质量。卫生类学校毕业生的质量到底如何? 没有谁能回答这个问题。因为按照当时的规定,各卫生类学校难以掌握本校毕业生当年通过护士执业资格考试的合格率,就难以对学校的质量做出令人信服的评价。虽然说,国家级的资格考试是判定卫生类学校每一位毕业生的最终标准,但学校毕业生考试的整体通过率无从知晓,无法判定学校总体毕业生质量,使得教学质量的监控名存实亡。

3. 国家医学资格考试制度的变革

从 2009 年开始,情况完全不同了。护理专业学生毕业当年,在学校统一报名,由卫生类学校的主管机构,即卫生局统一组织参加国家医学考试中心举行的护士执业资格考试。执业护士资格考试制度改革后,学生毕业时,有可能同时取得毕业证与执业护士资格证,学生当年毕业,就可持"双证"上岗,有利于毕业生的就业,真正体现了科学发展观的核心——以人为本。

由于执业护士资格考试是在省卫生厅统一领导下,由各地(市)卫生局统一组织考试,毕业生考试的成绩由省厅下发到各地(市)卫生局,然后到学校,由学校通知学生。这样一来,卫生局作为卫生类学校的主管部门可依照学校当年参加国考的通过率,来评估学校的办学质量与效益。由于主管局的评估与督导,才有可能促使学校控制招生规模,改善办学条件,提高教学质量。一个学校的教学质量高,绝大多数的毕业生在取得毕业证的同时就可以取得执业护士资格证,获得了"双证"就有利于毕业生就业,且可获得较高的报酬,又有利于稳定就业率,学校在老百姓中的口碑自然会好。俗话讲:"金杯银杯不如老百姓的口碑。"学校的影响会逐渐扩大,这有利于学校的招生,且会形成一个良性循环:教学质量高,学校声誉好;学校声誉好,报考的学生就多;报考的学生多,学校招生选择的机会多,学校的生源质量就好;生源质量好,就有利于教学,有利于管理,有利于提高教学质量。

另外,由于是在学校统一报名参加考试,学校也能掌握应届毕业生参加考试的通过率,学校就能依此来判断教学质量的高低。在本省范围内,哪个学校的教学质量高,哪个学校的教学质量低,考试结果一旦下来后,各个学校的教学质量好坏,自然就见分晓。本次执业护士资格考试制度改革,从时间上看,就提前了一年,原来是毕业后一年,现在是毕业当年;从报名方式上看,由所在医院统一报名,改为由学校统一报名。总之,看似简单,其实它所蕴含的意义十分重大。首先,有了这次考试改革,它让各卫生学校第一次知道自己学校应届毕业生的总体通过率到底有多高,或许是 90%,也有可能是 50%,但无论如何,教学质量的高低总有了一个结果。它消除了一个学校始终不知道自己学校教学质量高低的困惑,就像一个人的健康与疾病始终不能得到确认一样,必然会感到很困惑。当一个学校知道自己的教学质量以后,它必然会有相应的办法。如果学校的教学质量很高,会让所有从事职业教育的老师从中获得职业教育的成就感,从而会进一步激发老师教学的积极性;如果自己学校教学质量很差,就应该从中找出差的主要原因,到底是生源问题,还是教师的教学水平问题,还是学校的管理问题,等等。找出了主要原因就能采取针对性的措施,采取了针对性的措施就会有好的效果,这样,卫生职业教育质量就将会大大提高。

从医学教育考试制度的演变过程及其带来影响来看,执业护士资格考试制度的变革,体现了"以人为本"的科学发展观,顺应时代发展,必将有利于卫生职业教育质量的提高,是国家为民、便民、利民的一项重大举措。

七、提高对口高考升学率的对策研究

对口高考既满足了中等职业学校毕业生上大学的愿望,又为高等职业教育提供了大量的生源,同时也促进了中等职业教育的蓬勃发展。因此,如何提高对口高考升学率,这在 2010 年前后的这一段时期是一个重要的研究课题。

中等职业学校的对口高考升学率远远低于一般高中的高考升学率。这首先与国家的政策有关,主要受各省招生计划的限制。除此之外,对各中等职业学校自身而言,也还存在诸多影响因素。第一,思想上对对口高考的重视程度不够;第二,学生教育管理工作较为薄弱;第三,对于对口高考,在教学上缺乏相应的举措。因此,要提高对口高考升学率,必须针对存在的问题,采取相应的措施,方能见到效果。

1. 中等职业教育需要重视对口高考

中等职业教育的主要任务是为各行业培养大量的具有一定理论基础与较强的实践能力的中等技术人才。为此,各中等职业学校往往十分重视实用性人才的培养,而忽视为高等职业学校输送学生。以中等卫生职业学校为例,在课程安排上,曾一度强调"减人文,增基础,重临床,强实训",即减少人文学科的语文、数学、物理、化学、外语等课程,增加人体解剖学、生理学、病理学、药理学、生物化学等基础医学课程,重视临床内科护理学、外科护理学、妇产科护理学、儿科护理学等临床课程,强化临床各科动手操作的训练课等。这反映了中等职业学校不注重学生综合素质的提高,而参加对口高考升学考试,除了考解剖、生理和病理以外,还要考语文、数学和英语三科。对口高考考试总

37

计共开考了包括语文、数学和英语在内的六门课程,既然减少人文课,即减少语文、数学和英语三科课程的安排,也就是把六门课程中的三门课程教学时数都做了较大幅度的削减,甚至在不少中等卫生职业学校,当时已经不开设数学课,也就是说,对口高考主考的科目,学校的教学计划都不安排授课,可想而知,学生将来参加对口高考,又如何能取得好的对口高考成绩呢!

2. 职业学校学生教育管理工作较为薄弱,亟待加强

中等卫生职业学校学生教育管理工作与九年义务教育的初中阶段相比,学生管理比较松散,更无法与高中教育阶段学生的教育管理工作相比。在卫生类中等职业学校,学生的管理工作主要靠班主任进行教育管理。而中等卫生职业学校的教师绝大部分来自于各医学院校的毕业生,即非师范院校毕业生。由于绝大部分教师未经师范院校教育与培养,对于学生的教育管理缺乏理论基础,再加上近年来职业教育招生数量大增,学校班级数越来越多,需要的班主任也随之增多,致使很多从医学院校刚毕业的大学生当年就开始担任班主任工作。他们第一次担任班主任工作,没有教育管理学生的经验,尤其是大学扩招后的毕业生,同样是大学毕业,其自身素质也良莠不齐。甚至于个别班主任自律性较差,就连遵守学校的规章制度方面也不能以身作则,按照班级学生的说法是班主任自己都管不了自己,又如何能教育管理好一个班级,让其教育引导学生好好学习,做引导学生参加对口高考的工作则无从谈起。因此,中等卫生职业教育学生管理工作有待加强。当然,职业教育学生管理自身要比高中阶段学生的教育管理要难得多,因为职业教育学生的生源远不如高中阶段的学生生源好。

3. 教学安排上应有针对性措施

（1）统一编班，有利于管理。从学校目前编班情况来看，采取的是按新生入学报到先后顺序进行随机编班。没有考虑到学生毕业当年是否参加对口高考的情况，即不论学生有无对口高考的意向都混编为一个班级。在教学安排上也是全校相同专业执行同一个教学计划，不论其是否参加对口高考，结果是两者不能区别对待而有所侧重的安排。同时，两种不同志愿的学生在一个班学习，也不易形成良好的学习迎考氛围。因此，在新生开学报到时根据学生的志愿进行分类编班，凡是有报考对口高考志愿的学生统一编在一个班级，暂称之为对口高考意向班，与不参加对口高考的学生分开进行教育教学管理。该班学生志向明确，而且相同，毕业时要参加对口高考升学考试，容易形成良好的学习及迎考氛围。这样在新生入学时，统一分班管理，会形成一个良好的比学赶帮氛围，也为教学计划的适当调整做好准备工作。

（2）调整计划，有利于学生参加考试。对于对口高考班学生的计划要做适当调整，其调整前提是，即使他们将来放弃参加对口高考，按照调整的教学计划进行教学也不至于影响到他们毕业时参加护士执业资格考试的成绩。在这种前提下，由原来强调的"减人文，增基础，重临床，强实训"调整为"调人文，增基础，重临床，强实训"。按照国家卫生职业教育指导委员会颁布的教学计划，参照本省对口高考大纲的考试范围、内容与要求，适当增加语文、数学与外语三科的教学时数，使学习的范围更接近对口高考的范围，以增强学生在人文课程方面的应试能力，有利于提高对口高考升学率。

（3）研究大纲，使教学更有针对性。教学计划调整之后，解决了考什么与学什么的问题，为学生参加对口高考铺平了道路，但这并不意味着学生一定就能考好。学生能否考好,还有一个十分重要的因素,那就是教师的教学能力与教学水平。一个教学水平很高的教师能很好地把握对口高考大纲,使日常教学更贴近于对口高考大纲的要求,对于学生的应试能力的提高具有重要的意义。而中等卫生职业学校多年来一直强化职业技术方面的课程,而忽视人文课程的教学,就连人文课程的教师也认为自己所授的课程在职业学校中属于非主流课程,自己在职业学校中的地位也不像在一般高中那么重要,甚至说自己不过是个配角而已。由于人文课程在对口高考中占有半壁江山,如果人文课程教学水平不能提高,只调整教学计划也不能解决对口高考升学率低的问题。因此,人文课程的授课教师应改变以前的认识,重新看待自己所授课程在对口高考中的重要地位,多研究对口高考大纲,使教学更有针对性。除人文课程之外,解剖学、生理学与病理学也是必考科目,该课程对应的教师全部来自医学院校毕业的大学生,他们不具有师范院校毕业的教师所具有的教育教学理论与方法,特别是对高考大纲的把握更加困难。因此,更需要研究高考大纲,使教学更有针对性。

(4)调整课程考核类型,改考查课为考试课。安徽省列入对口高考的6门课程中,在中等卫生学校护理专业教学计划中作为主考课程的有语文、英语、解剖学、生理学四门课程,而数学及病理学为考查课程。作为考查课程的数学及病理课往往不能受到学生的重视,平时学习不够认真、不够努力,教师对考查课的要求也不如像考试课那样严格。从既往对口高考的考试结果来看,学生普遍反映这两科考试题目太难,从两科的考试的成绩来看,的确这两科为相对薄弱的科目,直接影响了对口高考的升学率。因此,有必要把数学课及病理学课程改为考试课,以加强师生对这两门课程的重视。

(5)加强考前强化训练,做好复习迎考工作。从教学计划上来看,数学、语文、英语、解剖学课程为学生入学后第一学期开始开设的课程,生理学与病理学为第二学期开始开设的课程。学生要在第六学期实习结束后才参加对口高考。很显然,从学习并结束这些课程到参加考试,这期间时间过长,从遗忘规律来看,很多知识学生已经忘记。因此,提前做好复习迎考工作,加强考前强化训练十分必要。一般可采取举办对口高考辅导班的形式,每一科按照考试大纲的要求,重点内容都由教师给予详细讲解,然后,各科都进行系统复习,以提高对口高考的升学率。

第二章
学生教育的起点——新生入学教育

一、新生入学教育概述

1. 新生入学教育的意义

一年一度的新生入学教育讲座,对于学生了解自己,认识自己,熟悉专业,了解专业课程结构,明确学习目的与目标,巩固专业思想,掌握学习方法,提高学习效率,都具有重要的意义。因此,对新生入学教育讲座内容的设计应引起足够的重视。

新生入学教育,是学生进入学校的第一课。这一课关系到学生能否留得住,以及留下来以后在校三至五年学习成绩的好坏,是学校教育教学不可缺少的一个环节。紧紧抓住这个环节,可以帮助学生了解自己,认识所学专业,明确学习目的,树立牢固的专业思想,甚至,可以影响到学生的一生。如何才能上好入学教育这一课,为以后的课堂教学开个好头,是一个值得研究的问题。

2. 新生入学教育的目的

从教育教学的角度来看,新生入学教育是让学生"先见森林后见树木"的过程。通过新生入学教育,首先让学生更好更快地熟悉学校的环境,包括学校的生活环境、教学环境、体育活动区环境的布局,尽快适应学校的学习与生活;通过新生入学教育,让学生初步了解自己所学的专业课程种类与结构,为以后学习做好准备;通过新生入学教育,使新生明确学习目的与目标,树立并巩固专业思想,为学生毕业后的就业做好导向工作;通过新生入学教育,让学生了解职业教育与义务教育教学方法的区别,不论是教师教的方法还是学生学习的方法都与初中或高中阶段明显不同,注重学习方法,方能提高学习效率。

3. 新生入学教育的形式

新生入学教育主要采取的形式是讲座。另外,如熟悉校园各功能区的布局、了解实验室、图书室、阅览室等可采取参观的形式,通过参观熟悉校园环境与学校各功能区的布局,以便尽快适应学校的生活。

4. 新生入学教育的内容

依据多年参加新生入学教育讲座的体会,拟从以下几个方面,对入学教育讲座内容设计进行探讨:围绕着让学生了解自己与职业教育设计内容、围绕着让学生明确自己的学习目的与目标设计讲座内容、围绕着让学生了解学习课程的基本结构设计讲座内容、围绕着让学生了解学习内容与进度设计讲座内容、围绕着让学生了解中等职业学校学生学习的方式设计讲座内容。

二、卫生职业学校新生入学教育讲座内容设计

1. 围绕着让学生了解自己与职业教育设计讲座内容

初中毕业以后,接受职业教育的学生,从这个群体的整体来看,他们文化基础较为薄弱,在入学后的各学期,特别是在第一学期,会出现不同程度的学习困难,跟不上教师上课的速度与进度,甚至,一部分学生因此出现退学现象。同时,他们中的绝大多数对职业教育缺乏了解,还认为像在初中学习一样,认识不到与初中的区别,没有认识到一旦进入中等卫生职业学校的大门,将来的就业去向就是以医疗卫生机构为主,如各级各类医院、妇幼保健所(站)、疾病预防与控制中心、社区卫生服务站与卫生服务中心等。针对这些情况,在入学教育时,就要围绕着让学生了解自己与职业教育设计讲座内容,让他们了解自己与职业教育,认识到自己将来的就业方向就是医疗卫生相关机构,他们的工作好坏直接关系到居民的健康与生命安全。例如,可以设计这样的开场白:"你在卫生类学校读书,而你的同学有的在技工学校读书,你知道,几年以后,你和你的同学在工作单位、服务对象有什么不同吗?"从而引导出卫生类学校毕业的学生将来的工作单位是医疗卫生机构,属于事业单位,而技工类学校毕业的学生,以后的工作单位是工厂等企业单位。前者的服务对象是人,而后者主要跟机器打交道,人的健康是无价的,而人的生命只有一次,容不得丝毫马虎。因此,大家要刻苦学习,将来才能很好地为居民健康服务。同样的,高中毕业入学的同学也存在类似的问题,仍然需要进行围绕着让学生了解自己与职业教育设计讲座内容。

2. 围绕着让学生明确学习目的与目标设计讲座内容

学生进入卫生职业学校学习,首先,他们必须明确学习的目的与目标。围绕着如何让学生明确学习目的与目标设计讲座内容。卫生职业教育培养的学生,主要为广大居民的健康服务,具体工作内容包括医疗、护理、保健、健康教育与康复等。总之,他们读书学习的目的就是为居民的健康服务。由于医疗卫生行业实行严格的准入制度。例如,以护理专业的学生为例,他们毕业以后,必须取得并依据毕业证才能参加护士执业资格考试,如果不能顺利毕业,就没有资格报名参加考试。所以,经三至五年护理专业的学习,首先,要取得护理专业毕业证,然后才能报名参加执业护士资格考试,有了执业护士资格证,才可能进入医院等卫生机构就业。因此,可以说,获得执业护士资格证,就是他们学习的目标。在给学生进行入学教育时,就可以设计成这样的导入语:"同学们来卫生职业学校学习三年至五年,实际上就是在完成一个系统工程,这个系统工程就叫"321工程"或者叫"521"工程。大家知道什么是"321工程"吗? 然后,告诉大家:所谓"321工程"就是上3年卫生职业学校,必须要取得毕业证与护士资格证2个证件,才能在医疗卫生机构找到1份适合自己的工作。同样的,五年的高职护理专业就是"521工程"。这样使他们明确学习的目的与目标,增强学习的积极性。

3. 围绕着让学生了解学习课程的基本结构设计讲座内容

学生在卫生类职业学校学习三年或五年,除了要学习语文、数学、英语、化学等文化基础课之外,还将系统学习人体解剖学、生理学、病理学、基础护理学等基础医学内容。在此基础之上,最后学习临床各科护理学,如内科护理学、外科护理学、儿科护理学、妇产科护理学等内容。对其学习课程的基本结构进行概括性的介绍。除了说明这些学科之外,并向学生说明学习这些学科的意义,以及这些学科之间的相互关系。开设文化基础课程主要是为医学基础课及临床各科护理服务的,尤其是基础医学课程是现代各科护理学的基础。具体来说,语文作为一个工具学科,是学习其他各科的基础。通过语文课程的学习,培养学生的写作能力、语言表达能力、与人交流的技巧,特别是与患者的沟通技巧,正确书写护理文书,并提高自学能力。而数学不同于语文,通过数学课的学习,培养学生的逻辑思维能力,并为以后的统计方法及临床科研方法的学习打下基础。基础医学是现代医学的基础,只有在学习好人体解剖学、生理学、病理学、基础护理学等医学基础课的条件下,才有可能学习好临床各科护理学。临床各科护理学是学生毕业走向临床各科护理,为病人服务的工具学科,也是学生参加执业护士资格考试的主要课程。因此,必须让学生一入学就重视这些课程,为将来学习这些课程做好心理准备。

4. 围绕着让学生了解学习内容与进度设计讲座内容

卫生职业学校所开设的课程与初中阶段相比,课程多,难度大,致使不少学生进入学校以后,很难适应,甚至退学,主要反映在第一学期退学人数特别多,第二学期以后渐渐减少。卫生中职教育学制三年,在校理论学习两年,临床实习一年。以护理专业为例,在校两年,要学完20多门课程,而且,不少课程内容多,如基础护理学、解剖学、内科护理学、外科护理学等。由于内容多,教学进度快,学生入学后,如果没有这方面的心理准备的话,会产生较大的压力。因此,在入学教育时,应围绕着让学生了解专业学习内容与进度设计讲座内容,不能让学生总以初中阶段的学习内容与进度要求教师减少内容,放慢节奏。

如果是那样的话,在两年理论学习期间根本无法完成教学任务。卫生职业教育的课程多,内容多,难度大,进度快,是卫生职业教育自身的专业特点,必须要求学生在入学时,就要做好接受挑战的心理准备,多利用课外时间,努力学习,跟上教师教学的进度。这样,在一定程度上也能减少因学习困难而退学的人数。

5. 围绕着让学生了解中职学习的方式设计讲座内容

中职卫生职业教育在两年的理论学习时间内,所开设的课程多,进度快,难度大,这是本专业的特点,是客观存在的事实,无法回避,只有面对它。在这种情况下,如果学生还按照初中阶段的学习方式去学习中职的课程,那显然不切实际。因此,有必要让学生了解中专阶段的学习方式。中职阶段的学习方式是由卫生职业教育自身的专业特点决定的,用此方式才能解决本专业的课程多、进度快、难度大的问题。在明确学习目的的前提下,主动学习是关键。具体的学习方式是,掌握学习的三大环节:课前预习、上课听讲、课后复习。课前预习在晚自习时进行,预习第二天的上课内容。一般要预习一章左右的内容,以超过教师上课的进度为宜。具体预习方法是:第一,默读一遍第二天将要学习的内容。第二,对不懂的内容做出标记,等待教师上课时,仔细听老师如何解释这个疑问。因此,上课必须认真听讲,集中精力,绝对不能开小差,如果上课不注意听讲,课堂学习效率会很低,在课后要花更多的时间才能学会。会学习的学生,主要靠上课学习。每堂课的内容,在课堂上都要弄懂、学会,如果没有懂,课后就要及时请教老师,直到弄懂为止,只有课堂上听懂了、学会了,课后适当复习才可能牢固掌握。课后复习,从时间上来看,一般是在晚自习期间进行。也就是说晚自习有两个任务:一是复习,二是预习。除了晚自习复习之外,还有两个时间段十分重要,那就是早读时间、自习课时间,也可以用来复习。从内容上来看,主要是复习当天的课程内容;其次,还要复习前1～2天的内容,但重点要放在复习当天的内容。同时,也可以利用周六或周日时间,把一周学习的内容进行系统地复习,即进行以周为单位的小循环复习,以及,进而进行以月为单位的大循环复习。另外,整理笔记也是复习的一种形式;或者在书上做重点内容标记,也有助于集中精力听课。

三、让初中生适应职业教育要做好引导工作

初中毕业的学生进入中等职业学校以后,尤其是在第一学期退学率较高[1],原因很多,教师与学生彼此不相适应是一个重要的原因,而学生不适应中等职业学校的学习模式是主要原因之一。因此,引导教师与学生彼此适应,并使学生适应职业教育的学习模式,对于减少学生退学具有重要意义。

1. 职业教育与初中教育是两个不同的教育阶段

第一,初中教育是基础教育的一部分,是高中教育与中等职业教育的前奏,为职业教育与中等职业教育服务。学生初中毕业之后,主要有两个去向,其一,进入高中,为以后考大学做准备;其二,进入中等职业学校,毕业之后,拟从事某种职业,具备某种职业的执业资格以后,可以继续深造。第二,初中阶段开设的主要有语文、外语、数学、物理、化学等文化课。课程科目少,课程内容少,而中专开设的课程以中等卫生职业教育为例,除文化课外,还包括专业基础课、专业课,累计多达二十多个科目,且内容繁多,尤其是专业课程的内容难度大。第三,初中课堂教学模式与中等职业教育的教学模式明显不同。初中课堂教学进度慢,尤其是数学、物理、化学课程,教师每讲一个例题,学生

就要反复练习，并将练习作业交与老师批改，时刻受到老师的督促，而中专教育课程多、内容多，教师授课速度快，课堂练习机会少，除文化课之外，很少有交练习册让教师批改的情况。不少学生难以适应这种课堂教学模式，感到学习困难，丧失了学习兴趣，最终，有些学生无法适应学校的学习生活，退学了事。第四，职业教育是为各个行业培养技术人才的教育，职业教育决定职业方向，不同的职业教育造就不同职业的技术人才。例如，接受中等卫生职业教育之后，一般进入医疗卫生行业，根据不同的专业，可从事护理、检验、康复等不同的工作。由于国家需要大量的技术人才，因此，国家提倡职业技术教育，为各个行业培养实用型人才。

2. 引导职业学校教师接纳目前的学生

在 2000 年以前，尤其是改革开放之后的 20 世纪八九十年代，普通中等教育的生源质量高，大多数都是初中毕业的所谓"尖子生"，学生的基础好，文化素质高，学习努力，上进心强。教师教这样的学生得心应手，教师乐意教，学生乐意学，用不少教师的话讲，教学是一种享受。而现如今不同了，普通中等教育变成了中等职业教育，初中毕业的"尖子生"被重点高中录取，进入重点中学，准备以后考大学，而成绩较差的初中毕业生，进入了职业学校，生源质量可谓是有天壤之别。原来是成绩最好的接受中等教育，现在是成绩最差的接受中等职业教育[2]。由于学生基础知识比较薄弱，文化素质也较低，再加上不少学生缺乏上进心，学习不努力，班级整体及格率降低。教师教这样的学生感到十分困难，从心理上不愿意接纳这些学生，甚至于把这些学生说成是"朽木不可雕也""孺子不可教也"。面对教育对象的改变，而教师又没有及时地进行教育教学研究，没有找到更加适合当前学生的教学方法，去适应学生，进而改变学生。学生感到学习困难，教师感到教学困难,说明教师难以适应目前的教学。其实,教学对象的改变已成事实,教师再怨天尤人已没有任何意义,改变自己去适应现在的学生,是唯一的选择,别无良策。因为中等职业学校早已到了没有能力选择生源的地步,招生困难的问题将长期困扰着中等职业学校的发展。不少学校以为生存、求发展的借口违反国家的禁止有偿招生的规定,引发诸多的社会问题。例如,在教育界存在的有偿提供生源问题,被人们形象说成老师"卖"学生问题,再加上卫生界医生的医药回扣问题,成为我国事业单位众多工作人员廉洁的最大障碍,它要比官员的贪污受贿更加普遍化,影响更坏,尤其是有偿提供生源,即所谓的老师"卖"学生的问题,必将深远地影响学生的价值观,其影响范围之大,影响程度之深,影响人数之多,影响时间之久,可谓是难以估量,应引起管理者的高度重视。这严重与社会主义核心价值观相背离。

3. 引导学生适应职业学校的师生关系

在初中阶段,学生年龄小,在生活、学习等方面受到教师的关照较多,教师与学生接触机会也多,师生关系密切,学生是亲其师,信其道。进入中等职业学校以后,师生之间的"长幼关系"发生了较大的变化。毕竟进入了相当于高中教育的中职阶段,学生年龄在增大,生活、学习自理能力增强,受到教师关照的机会在减少,而中职教师授课任务又重,下课后匆匆离开教室,课后很少给学生辅导,教师与学生的接触机会少,师生关系疏远,甚至一门课程结束了,学生与老师彼此还未相识,更谈不上亲其师,信其道了。学生往往拿初中的老师与中职阶段的教师相比较,比较的结果是,在学生眼中,中职老师不如初中老师可亲可敬,也没有初中老师那么负责任,那么关心、爱护学生。再加上学生的基础薄弱,学习困难,失学现象在所难免。因此,中职学校的学生一时难以适应中专学校的这种特殊的师生关系——它界于大学师生关系与初中师生关系之间,既没有初中阶段那么"亲近",也没有大学阶段那么"疏远"。这是中职教育阶段固有的师生关系,学生必须尽快地适应这种不远不近的师生关系。

4. 引导学生树立目标意识

从现阶段来看,职业教育以就业为主要导向,对口高考也是学生毕业的去向之一,但并不是其职业教育的主要任务。因此,入学教育就要引导学生树立自己的就业目标,根据不同的职业学校定位自己的就业目标。就读于中等卫生职业学校的护理专业学生,把就业目标锁定在二级医院及其以下医疗行业的护理岗位。毕业之后,能否找到一份称心如意的工作,就取决于毕业当年能否考取"双证",即毕业证和执业护士资格证。要在毕业时达到这个目标,学生每学期、每学年都要有相应的学习目标。如每学期各个科目至少都要达到及格的标准。为了保证每学期的课程都能达标,每个月、每个星期、每天都要有具体的学习目标与计划。有目标与计划,就要去完成它,天天都会有具体的学习任务要完成,在学校的生活就很充实,就不会因无所事事而上网闲聊,浪费大好时光,浪费自己的青春,浪费父母的金钱。

只有学生个人有计划、心中有目标,努力实现这个计划,达到目标,才能为以后的就业、生活打下基础。通俗地讲:生活要花费金钱或消耗财富,金钱或财富要靠工作获取,而工作岗位要靠好的学习成绩获得。所以,每一个学生都要根据不同的专业定位自己的目标,并为之奋斗。

除了要有个人目标之外,作为班级也要有集体目标。各个班级的目标可能不完全相同,但基本的目标是一致的。以护理班级为例,一班学生要争取全部毕业,并争取当年全部或绝大多数的学生可以考取执业护士资格证。为了达到这个集体目标,人人都要努力学习。不然

51

的话,作为班集体就达不到这个目标。全班学生都学习了,学风自然就好了。当然,教育并非万能,但离开教育万万不行。引导学生树立目标意识,教育学生成人、成才是教师的职责。

5. 引导学生适应中职学校的学习模式

中职学校学生随着年龄的增长,学习方式也相应发生变化。不能再像初中那样,让教师督促着学习,而应自觉学习,即主动学习。主动学习就要做好以下几件事。坚持每天进行课前预习,每天利用自习课或晚自习的时间,要预习第二天的上课内容。通过预习,把看不懂的内容或问题标记出来,等待老师上课时,注意听讲,听听老师如何解释这些问题,做到带着问题听课。同时做到上课时注意听讲,既然带着问题来听课,上课就要集中精力,方可提高学习效率。力争在课堂上听懂、学会,课后复习就能记牢。从时间上来看,课后复习一般安排在晚自习期间。通常晚自习要完成复习与预习两个任务。在晚自习之外,还可利用早读时间与平时的自习课时间。从内容上来看,首先是复习当天的学习的课程;其次,还要复习以前的课程,但重点是当天的新课内容。从复习的方式上来看:一般采取默读、默写、整理笔记、抄写问题、完成作业等方法。

卫生类中职学校学生学习的课程多、内容多,教师的授课往往采取的是"蜻蜓点水"式的教学模式,不可能再像初中那样,面面俱到,老师演示例题,学生反复练习。因此,学生必须采取课前预习的方法,带着问题认真听课,课后坚持复习,并对一周的学习内容作阶段性总结复习,对一月的学习内容进行按专题系统性地复习,考试前集中进行总复习。同时,专业实习期间,一方面进行临床实习,一方面复习功课,以应对学校毕业考试以及毕业当年的国家执业护士资格考试。

6. 引导学生重视教师的测评

重视老师的提问,甚至说要珍惜教师的提问。学生都很重视学期结束的考试,但往往不重视课堂上的提问,甚至不少学生面对老师的提问,敷衍了事。其实课堂提问是平时成绩的重要组成部分。目前班级人数多,每一个同学,在一个学期中也只有两三次被教师提问的机会,因为次数少,所以更要珍惜。重视教师布置的作业,不论是否上交都要认真完成,并及时进行订正。这也是平时成绩的来源之一。重视教师进行的小测验与阶段性测验。小测验大多是对一章内容的测试,阶段性测验大多是对一个单元的测试。一旦有疑问要及时解决,测评是检查学生学业的重要手段,也是学生平时成绩的重要来源。以上三个方面的成绩都作为平时成绩,在考查课中一般占到50%,而期末考查成绩占50%;在考试课中,平时成绩占40%,期末成绩占60%。如果不重视平时成绩,平时成绩甚至为零分的话,综合成绩就不会及格,必须补考,最后毕业补考再不及格,就无法毕业,就谈不上完成中职学习目标。

第三章
以班级为单位的教育与管理

一、中等职业教育背景下的班级管理工作探讨

与普通高中教育相比,中等职业教育的对象、特点与管理都有其自身的特点。因此,了解中等职业教育自身的特点,认识职业教育的对象,认清自己扮演的多种角色,关心爱护学生,多赏识少批评,努力做好班级管理工作。

进入世纪之交,中等职业教育发展迅速,师生比下降,班级的规模与人数都在增加,学生相互间的成绩差别大,班级管理难度大,既不同于初中阶段的教育管理,又与高中阶段的教育管理有较大的差别。因此,探讨中等职业教育背景下的班级管理工作,十分必要。

1. 要认识职业教育自身的特点

职业教育不同于九年义务教育,也不同于高中阶段的教育。九年义务教育作为基础教育,是为职业教育与高中教育打基础的阶段。除培养学生良好的体魄,增长知识之外,重在良好习惯养成与品行教育。高中教育是高等教育的基础,高中生的目标十分明确,考入大学继续深造。而职业教育是培养学生的职业素质与职业技能的教育,是规划

学生未来职业方向的教育。它的核心就是为各个行业培养有较高素质、有一定技术专长的普通劳动者,其中大多数是具有一定技术的产业工人,依靠他们提高产品质量,提高劳动生产效率。

2. 要认识职业教育的对象

中等职业教育的对象不同于高等职业教育,全部是初中毕业生,且近些年来,成绩很好的学生越来越多地进入高中,准备考大学,而来职业学校上学的大多数学生的成绩较差,且独生子女多,表现不尽人意,不少学生有迟到、早退、包夜上网等违纪、违规表现。不少家长更多的是担心如果不上中职学校,而在社会上容易出事,对子女的学习关注不够,要求不高,更有甚者明确告诉班主任:"只要孩子不出事,学习好坏无所谓。"毕竟学生年龄尚小,不明事理,家长对其学习上不抱期望,致使学生自我要求降低,不出事本是底线,是学习的保障,但却成了学生的终极目标,结果学生自己对自己放任自流。从某种意义上来说,升入中等职业学校的这部分初中毕业生,尤其是其中纪律性差、成绩又差的那部分学生,正是家庭教育与学校教育不成功的结果。当这些学生进入各中等职业学校后,教师要为其补初中的文化课,而班主任要担当家长的角色,不仅要教育、督导其学习,还包括对其进行生活习惯的养成及品行教育,给人的感觉像保姆一样,时常唠叨,诸如按时休息、按时起床、不要迟到之类的话。当然,并不排除其中一部分学生,进入职校有明确目标,即学到一技之长,成为谋生的手段,进入相应的行业,为社会创造财富,做出贡献。

3. 作为班级管理者要认清自己身兼的多重角色

班主任作为班级管理者,自己身兼多重角色。班主任作为班级管理者角色,就是一个班级总的负责人。在校三年,一班学生的成绩好坏与表现如何与班主任关系最大,或者说是这一切的直接责任人。因此,如果有班主任的认识高度达不到这个层次,或者不愿为此承担责任的话,不太可能做好班级管理工作,也没必要再继续兼做班主任工作。当然,现行的晋升制度将担任一届班主任设计为教师晋升的条件之一。所以,有人为晋升的需要而不得不兼任班主任的情况也有,但可想而知,一个教师为了晋升去做不得不做的工作,换句话来讲,如此从事班级管理工作是被迫的,不得已而为之。必然是工作缺乏主动性、积极性与责任意识,这是做班级管理工作的大忌。班主任既要又扮演学生父母的角色,督促学生的生活起居,关心学生的衣食住行;班主任又是学生的良师益友,出于工作的需要,深入班级,与学生谈心并成为学生的朋友,学生才会平等地与班主任沟通、交流。

4. 多赏识少批评是职业教育班级管理的手段之一

赏识的原义是指对人的才能给予认可,并加以重视与赞赏。赏识教育是教育者通过欣赏和赞扬受教育者的优点,调动受教育者的非智力因素,诸如情感、动机、兴趣、意志和性格等,使之积极投入学习的一种教育方式[3]。现代教育实践证明,赏识教育是一种成功的教育方式,通过充分认识学生的潜能,对学生充满信心,抱有希望,善于发现学生的优点并加以赏识,但也不回避学生的缺点与错误,不是不批评而是少批评,心平气和地去批评学生,而是更多地看到学生的闪光点,去赏识、去激励学生,从而缓解学生犯错后的紧张心情,让学生直接感受到班主任在全面、公平、公正地评价一个学生,促使学生改正缺点与错误。教育心理学证实:当学生受到肯定与赞扬时,心中会产生愉快感,在愉快心情中学习,其学习效率高[4]。因此,在职业教育中应多赏识少批评。

5. 关心爱护学生是做好班级管理的前提

班主任不仅要关注学生的学习,同时,也要关心学生的生活,把学生的冷暖放在心上,天气变冷,提醒学生及时添加衣服;学生放假或开学提醒路途注意安全;对生病的学生及时给予生活上关心爱护;对于家庭出现不幸变故的学生要多加安慰;对于家庭困难的学生要以班级组织的形式给予一定经济上的支持与帮助。生活上的关心是为了拉近与学生之间的距离,在学习上更好地关注学生,引导学生把心放在学业上是根本。一旦学生整个身心投入到学习之中,同学之间的摩擦、违纪违规的情况就相对减少。即便同学之间产生了矛盾,要及时予以调解,督导学生增强团结意识,帮助学生提高社会交往与人际沟通能力,这也是基本的社会生存能力,为其走上社会打下基础,关心学生的现在,更要关注学生的未来。

初中毕业之后,很小一部分学生直接外出打工,成为具有初中文化的普通劳动者,尚没有一技之长,满足不了岗位的需要;但凡成绩好的大多升入高中,准备上大学;而成绩较差占初中毕业生近半数的进入了中职学校。中职学校承担了为国家培养具有一定技术专长的职业劳动者,这是提高劳动生产效率的关键所在。作为职业学校的班级管理者,重担在肩,一头挑着家庭的希望,一头挑着国家的未来。因此,探讨教育好学生、管理好班级的意义重大而深远。

二、中职护理专业班级管理模式探讨

班主任是班级管理的责任人,以德育为先导,以职业教育为己任,通过了解和认识学生,教育学生,使之成人成才,健康成长,并将班级组织好、管理好。

1. 班主任是班级管理的第一责任人

学校的教学与教育活动主要以"班级"为单位进行,"班级"是学校教育与教学的基层组织。为了把学生组织成一个班集体,并把每一个学生培养成德才兼备的职业技术人才,需要各科教师结合专业知识进行共同教育,并需要家庭在经济上与情感上的支持,以及需要良好的社会大环境氛围。但在校期间,总领其责的应该说主要是靠班主任,因此,需要班主任作为牵头人,全面负责班级学生的教育与管理。在中职教育阶段常被称作班主任,在大学教育阶段又被称作辅导员。只有素质较高的,具有一定学历和一定教育心理学知识的人才适合担任班级管理工作[5]。不论是当班主任,还是做辅导员皆是如此。以下以中职教育阶段作为班主任为例,予以说明学生的教育与管理问题。

班主任是班级管理的组织者,是学生教育的主要负责人[6],是学校学生科教育管理学生的直接实施者。我们常常可以看到,班级与班级之间不论是班风还是学风差别很大。有的班级秩序井然,有的班级混乱不堪。这一切都与班主任的管理有直接的关系,所谓的"差"班就是班级管理得"差";所谓的"好"班就是班级管理得"好"。因为班主任是班级管理的第一责任人。

2. 班级管理的主要任务

(1)以德育教育为先导。加强对学生进行思想品德教育是班级管理的一项基本任务。培养德才兼备的职业人才,品德教育应放在第一位。以唯物主义的世界观教育学生,激励他们热爱祖国,树立远大理想,增强集体观念,团结协作,与人和睦相处,具有团队精神及高尚的情操。

(2)以职业教育为重任。学生的主要任务是学习知识并掌握技能,尤其是职业教育。引导学生学好文化课的同时,认真学好基础课及专业课程,是学生成才的关键。引导他们热爱专业,培养他们的学习兴趣及爱岗敬业的精神。教会他们改进学习方法,提高学习效率,帮助他们不断提高理论知识及实践能力,争取每一个学生的每个科目都达到职业教育的要求,做一名合格的毕业生。

(3)重视养成教育,培养身心健康人才。督导学生养成遵章守纪的自觉性,养成良好的学习习惯,端正学习态度。班规与校纪是班级管理与学校管理的基本制度,是学生学习的基本保障。一个好的班级,首先表现为有良好的组织和纪律性。否则,不可能形成良好的学风和班风,让学生集体成才将变成一句空话。

(4)全面落实国家的教育方针,把学生培养成为热爱学习、热爱生活、身体健康的职业技术人才,也是班级管理工作的一项重要任务。除了引导学生学习之外,同时,也要引导他们参加班级、学校组织的一些社会公益活动,使之关注时事与政治、关注社会发展与国家的进步,并以此丰富学生的课外生活,在增长知识的同时,也要促进学生身心健康的发展。

3. 班级管理工作的主要内容

(1)了解和认识学生。了解和认识学生是教育学生的前提。先了解每一位学生的思想、学习、兴趣、个性、成长经历,以及家庭情况等。在此基础之上,全面了解班级集体的发展趋向、学习风气、团结情况,甚至要了解学生是否有不良的倾向等,以便及早发现、尽早解决,做到防微杜渐。

(2)组织与培养班集体。确定班级的奋斗目标,包括近期目标与远期目标。选拔与培养班级干部,建立健全班级各项制度[7,8],以正确的舆论导向,促使学生明辨是非,支持班级干部大胆开展工作,抵制错误,引导班级向团结、友爱、朝气蓬勃、奋发向上的方向发展。

(3) 关注全班,突出重点。如同家庭教育父母存在倾向性一样,班主任在教育、管理班级时,往往也存在类似的情况,班主任大多更喜欢表现好的及成绩好的学生,给予的关注更多。但个体是集体的一分子,班主任不能把目光全部集中在成绩好而表现又好的学生身上,更重要的是要关注那些成绩较差,又常常违纪的所谓"双差生"。即更多的关注"双差生"才是班级管理工作的重中之重,只有他们进步了,成绩与表现都有明显的改善,整个班集体才能真正变好。

(4) 多方参与,全面评议。班主任要与授课教师、学生家长取得联系,全面了解学生情况,正确地评议学生,包括评定学生操行、评优评先。正确地评议学生,把真正优秀的学生和干部评选出来,作为一班学生学习的榜样,可带动全班学生共同成长。

4. 班级管理工作的程序与方法

(1) 阅览学生档案,做到知人善用。在学生尚未开学报到之前,通过阅读学生的档案,了解学生的来源、政治面貌、入学前的表现、是否担任过班级干部、个人爱好、有何特长、入学成绩及各科成绩等。对于曾担任过班级干部,而成绩较好的可作为班级干部的候选人进行重点观察与培养,对于有体育特长的学生可考虑让其担任体育班委,对于语文成绩好,字又写得漂亮的学生让其出黑板报或作为班级通讯员等,从而做到知人善用,用其所长。

(2) 确立班级整体目标,引导学生做好成长规划。依据班级整体情况,确立近期目标和远期目标。班级集体有目标,学生有奔头,学生个人有计划,学生自身有干劲。明确在校长远争先创优目标:按照学校先进集体标准要求班级,毕业前成为学校先进班集体,争取评上市级先进班集体。明确班级集体学习成绩目标:第一学期班级集体各科功课达标率不低于80%,以后每学期递增5%,到第四学期,所有功课成绩争取人人达标,消除不及格现象。根据每个学生自身的情况,做好学习规划或成长规划。以初中起点的三年制护理专业学生为例,在校三年学习要达到的目标是,经过三年的学习,顺利毕业先获得一张代表学历的"毕业证",并在毕业当年再获得一张说明有护士执业资格的"上岗证",应聘到一份理想的就业岗位。这就是中职护理专业学生三年的成长规划,简称"321工程"。

(3)定期开好主题班会,及时传达并布置任务。在学校召开班主任会议后,及时传达会议精神,按学校要求布置好各项工作任务。除此之外,更重要的是定期召开主题班会,围绕着各个时期不同的主题,作好阶段性总结,肯定取得的成绩,指出存在问题及解决的方法,明确下一阶段的任务。主题班会可按不同的主题内容,分为遵章守纪、人身安全、交流学习经验、专题活动、迎接检查等多种常见的类型。

(4)通过各种方法,了解并认识学生。了解与认识学生的方法有观察、谈话、阅览资料和调查访问等。观察法是最基本的方法。班主任通过开班会、上课、跟班听课、与学生一起进行课外活动等,对学生有意识、有目的地观察学生的活动情况,通过学生的语言、行为,掌握学生的思想状况。还可通过找学生个别谈话或集体谈话形式,了解学生的情况,掌握他们的思想动向。谈话前要明确谈话的目的,选择合适的时间及适当的方式,要从关心、爱护学生的角度出发,要善于倾听学生说话,耐心听完学生的话,让学生全盘说出自己的心里话,以了解学生的真实想法。

(5)注重与家长联系,共同教育管理学生。还可通过家访、电话、通信等多种形式与学生家长保持联系。现阶段以电话的形式比较常见,通过电话以了解学生在家中的学习、生活情况,并向家长通报学生在校的表现,宣传学校的教育教学举措,让家长与学校一起共同教育学生,关注学生的成长。同时,要了解家长对学校和班主任工作的意见与要求,以改善学校的教育管理工作。

(6)做好班级工作的计划与总结。班主任每学期在开学时,按照班级远期目标,结合学校的工作安排,做好每学期的工作计划及每月的工作计划。包括要完成的教育任务、时间安排等。班主任除了做好专题总结以外,每学期结束时还要做好整个学期的全面总结,总结取得的成绩,指出存在哪些不足,以及下一学期的努力方向。

三、培养班集体意识,养成集体学习习惯

著名学者魏书生说过:"班级像一座长长的桥,通过它人们跨向理想的彼岸;班级像一艘长长的船,乘着它,人们越过江河湖海,奔向可以施展自己才华的广阔天地;班级像一个大家庭,同学们如兄弟姐妹般互相关心,帮助,一起长大,成熟,直到离开这个家庭,走向社会。"班级集体在学生成长中的作用,由此可见一斑。班级集体在学生成长中的作用是通过班级集体意识而发挥作用的,因此,班主任作为一个班级的教育者、管理者和组织者,肩负着培养班级集体意识的责任。

1. 培养班级集体意识是开展班级工作的前提与保证

班级集体意识反映了班级的集体观,包括班级的集体荣誉感、班级学风、班级考风、班级集体学习习惯、班级集体价值观、班级目标、班级计划等。总之,班级集体意识反映的是以班级为集体的观念。班级集体意识的培养,可以通过以班级为单位参加学校的集体活动等形式进行。班级集体意识的建立与强化是做好班级工作的重要前提与保证。

2. 班级集体价值观是班级集体意识的核心

班级集体价值观影响班级的集体荣誉感、班级的学风、班级的考风、班级集体学习习惯的形成等。班级集体价值观是积极向上的,全班学生都以班级的集体利益为重,个人利益服从集体利益,班级集体都以遵守纪律、认真学习、互帮互助、团结友爱等为荣;养成良好的集体学习习惯,正确对待考试,考试就是检查教学的一种手段,重在及时发现教与学中的问题,以考试作弊为耻,因考试作弊影响班级评优评先,影响班级的集体荣誉。

3. 弘扬正气,形成良好的班风

加强对学生的思想教育,使学生能识别真、善、美与假、丑、恶,能认清正邪,能分得清好坏。班主任必须充分认识思想政治工作在班级建设中的地位和作用,利用班会等多种途径对学生进行思想政治教育,帮助他们树立起正确的人生观、价值观。因此,班主任除了要求班级在学校集体性活动中树立良好的班级形象外,还应经常对学生进行"班兴我荣,班衰我耻,以班为家,荣辱与共"的教育。以此来增强班级集体的向心力、凝聚力和集体荣誉感,真正做到心往一处想,劲往一处使。使班级学生达成共识:一个学生不仅仅代表他或她自己,更为重要的是他或她同时还代表整个班级。自己好的言行与习惯会给班集体争光,不好的言行或习惯会给班集体抹黑,影响班级整体的形象。

4. 建立班级目标,制订达标计划

作为班级要有一个整体的目标,要依据班级的基本情况而确立,班级参加学校的各项活动,目标定在获取较好的名次,如黑板报、广播操比赛、各种体育比赛等;按照学校先进班级的评选条件,开展争先创优活动,争当学校的先进班级;作为职业教育重在掌握基本理论知识与职业技能,班级学生全部通过学校的毕业考试,所有的学生都在毕业当年拿到毕业证,并争取当年有较高比例的学生考取执业资格证,以促进就业。为了达到这个集体的最终目标,班级就要制订每学年或学期的班级计划,每学期的计划最终依靠学生个人来完成。因此,每一个学生都要根据自身的实际情况做好个人计划。计划应有渐进性,如班级两年的学习计划可制订为:第一学期全班所有课程总体达标率要接近85%,以后每学期递增5%,最后一学期接近100%的达标。班级达到了目标,学生获得了成功,班主任也获得了成功,否则失败的不仅仅是学生,还有班主任自身,甚至是学生家庭,也会影响学校的社会声誉。作为学校不仅要追求经济效益,同时,更要关注社会效益,尤其是作为政府办学,更是如此。

5. 培养集体学习习惯,促进全班学生集体进步

在日常班级管理过程中,常常可以看到这样的现象:以宿舍为单位,在不同的宿舍之间,学生成绩差别很大,有的宿舍学生成绩在班内都比较好,而有的一个宿舍的学生成绩在班内都比较差,再观察其学习氛围两者存在明显差别。究其原因主要是集体学习习惯好,不是一个学生学习而是整个宿舍的学生都养成了良好的学习习惯,大家比着学习,主动学习,生怕自己落在了别人后面,往往是早上一起起床,一起吃饭,一起去教室上课,就是晚自习结束也一起回宿舍还在看书学习,并能按时睡眠,第二天早晨按时起床。在校期间养成了良好的生活、学习习惯。同理,以班级为单位形成了良好的学习风气,即养成了集体学习的好习惯,不愁班级学生学习成绩不好。

班级集体学习习惯主要有以下几个方面:

(1)养成集体预习习惯。一般以宿舍或学习小组为单位,开展集

体预习。学习小组或宿舍集体预习就是有组织的一种预习,划定预习范围,提出预习要求,记录下预习遇到的疑问,带着问题听课。集体预习重在一个氛围,实际上是让有良好预习习惯的学生带着整个小组或整个宿舍的学生一起预习而已。在没有养成预习习惯之前,对于预习这项学习活动而言,人人都有惰性,人人都需要外界的激励与督促,但一旦坚持下来,慢慢养成了习惯,预习就变成了一件自然而然的事了。行为心理学研究表明,21 天以上的重复会养成习惯。也就是说,同一个学习行为,重复 21 天就会成为一种习惯性的学习行为[9]。对于个体是如此,但对于班级集体预习习惯的养成需要多长时间还有待于进一步研究。

（2）培养集体认真听课习惯。不论班级的纪律好坏,任何一个班级都会有一部分学生认真听课,也总有部分或个别学生上课不注意听课,思想上开小差,甚至说话或做小动作等。所谓集体认真听课是指绝大多数学生都能做到上课精力集中,思想上不开小差,全身心地投入到听课过程中。养成集体认真听课的习惯,除了取决于学生渴望学习、主动学习之外,重要的是教师授课的水平、趣味性、吸引力等。教师及时提醒学生,制止学生上课做小动作,时常维护课堂纪律,引导学生集体认真听课,对于集体认真听课习惯的养成也具有重要的意义。集体预习习惯的养成有利于集体认真听课,通过预习可以发现自己不能解决的问题,当班级大多数学生都能带着疑问听课,上课精力不集中、思想上开小差、做小动作等现象就会大大减少,同时也有助于教师教学重点的突出、教学难点的突破。

（3）养成集体复习习惯。复习是掌握所学的知识,减少遗忘的重要方法。遗忘的规律是先快后慢。因此,及时复习是对抗遗忘的最好办法。以班级为单位的集体复习也可以建立在以小组为单位或以宿舍为单位的集体复习,甚至每两个同学组成一个最小的集体复习提问单位,就一天的学习可相互提问,就提问的情况做出评价,以增加学习活动的互动性、丰富性、趣味性。集体复习有多种形式,按时并独立完成教师布置的作业也是一种常见的复习方式。班主任要提醒班级学习班委或课代表,肩负起自己的责任,注意提醒、督促学生按时交作业,或按时完成课后的练习题等。

(4)养成集体晨读习惯。俗话说:"一年之计在于春,一天之计在于晨"。早上是读书的最好时光。虽然多数中职学校不统一要求早晨读书,但仍然有不少学生养成了早上坚持晨读的好习惯。利用这一部分有晨读习惯的学生带动班级其他学生进行晨读不失为一个好的办法。调查发现,学生不能坚持晨读的原因有很多,其中最主要的影响因素是晚上没有按时睡眠。由于没有按时睡眠,致使睡眠不足,第二天早上不能及时起床,就不可能养成晨读的好习惯。这种情况的发生一般是以宿舍为单位的。因此,没有晨读习惯,大多是一个宿舍的学生都没有这个习惯,而有晨读习惯的,往往是整个宿舍的学生都有晨读习惯。这也是为什么一个宿舍的学生的学习成绩要好都好,或要差都差的一个重要原因。学生学习成绩在各宿舍的分布不均衡,主要是因为学习习惯的差别导致的,养成集体晨读的习惯非常重要。

(5)养成集体上好自习的习惯。九年义务教育养成了自习课有老师看着上的习惯。进入中等职业学校以后,自习课不再有老师跟班看护,而进入中职学校的学生自律性一般都不是太好,因此自习课的纪律较差。表现为教室内环境不够安静,不少学生说话的现象比较严重,极个别的学生离开座位在教室内走动的情况时有发生[10]。还有的学生甚至在自习课上用手机上网,与网友进行 QQ 聊天。这种情况不论是白天的自习课,还是晚上的自习课都可能出现。反映了学生没有养成上好自习的习惯,致使一部分爱学习的学生也受到了负面的影响。因此,作为班主任应尽可能在新生入学以后,每遇自习课时,尽可能地经常地去班内巡视,并要求班干部负起责任,维护好自习课的纪律,慢慢养成上好自习的习惯。

　　总之,班主任作为一个班级的教育者、管理者和组织者,肩负着教育、培养学生的重任。一切教育都归结为培养学生的良好习惯。叶圣陶先生说过:"教育就是培养习惯,习惯决定命运。"培养学生的班级集体意识,养成良好的班级集体学习习惯,对学生的成长具有重要意义。

四、班主任应做好促进学生就业工作

　　中职班学生的年龄相当于高中阶段的学生,但两者的毕业后去向存在天壤之别。中职学生毕业后多数走向就业岗位,这是职业教育的最终目标,少数学生通过对口高考升入高职院校,而高中生主要升入大学或高职院校,一般很少有直接就业者。因此,做好中职班班主任工作,还要围绕着促进学生就业开展工作,要针对学生就业,注重职业道德与人际交往能力的培养,为其就业打下基础。

　　要做好班主任工作,尤其是要做好中职护理班班主任工作,热爱班主任工作是第一位的。一个班主任首先要有爱心、耐心、责任心,但仅仅有爱心、耐心、责任心是不够的,还要具备当班主任的基本素质与工作方法[11]。如具备优良的职业道德素质、良好的心理素质、良好的个性品质素养等,并且工作要讲究一定的方法。

1. 要加强学生思想道德素质的培养[12]

　　由于中职护理班学生大多毕业后就会走上工作岗位,而且她们中的大部分是独生子女,集父母的宠爱于一身,正因为是独生子女,故多数家长对孩子都比较溺爱。尤其是在当今市场经济的条件下,受到"向钱看"、"向权看"等错误观念影响,少数学生把追求享受作为人生的终极目标,缺乏勤俭节约、艰苦奋斗的精神,只知道索取,不知道奉献。再加上家长多数重视孩子获得更多的知识,而对素质培养的意识淡薄,这对于中职学生的身心发展起到了消极的影响。班主任作为学生教育的主要责任人,学生人生道路上的领路人,必须要对学生进行正确的引导,以加强学生思想道德素质的培养。

2. 要加强心理健康教育,注重学生交往能力的培养

由于中职班学生大多数来自独生子女家庭,多数学生可谓是娇生惯养,家庭关系简单,人际交往较少,且涉世未深。他们的心理年龄大多小于实际生理年龄,表现为幼稚,且多数具有叛逆性,心理承受能力差。尤其是进入中职学校,在集体生活过程中,难于把自己融于班集体之中,不能与人和谐相处,易出现委屈、烦躁、愤怒、悲观情绪;遇到困难,感到无助,有了矛盾不知寻求解决矛盾的办法,或相互间争吵不休,或耿耿于怀,彼此不再往来。因此,班主任要加强心理健康教育。

同时,班主任要注重培养学生的交往、沟通能力,可以在班级内部开展一些活动,以便加强班级学生之间的沟通,如开展歌咏比赛、演讲比赛、游戏活动等,增加学生之间的交流机会,练习口才,锻炼学生的社交能力。然后,逐步地鼓励学生跨班级交往,结交老乡及同届学生等,引导他们以健康的心态与人交往,和谐相处,锻炼自己,最终走向社会与人协作共事,为就业做好准备。

3. 处理好理论与实践的关系,理论联系实际促进学生全面发展

班主任要以使学生全面发展为目标开展工作。引导学生理论联系实际,处理好理论与实践之间的关系。理论的价值在于指导实践,实践离不开理论的指导。学生在学习理论知识的同时,要加强动手能

力的锻炼,仅仅学习理论知识是不够的,还必须将实践与所学专业相结合,勤于学习,善于创造,甘于奉献,成为有理想、有道德、有文化、守纪律的社会主义事业的接班人。

4. 构建学习型班集体,增强班级凝聚力[13]

构建学习型班集体,首先就要组建一个学习型班干部队伍,班级干部的选拔,"品学兼优"是基本条件之一。在成绩名列前茅的学生中物色班级干部,组建一个成绩优秀、表现良好、组织协调能力强的班干部团队。有了这样一支有组织能力和影响力,又有号召力的班干部队伍,再加上这些干部周围的一些骨干学生,形成一个学习型的班集体,具有浓厚的学习氛围,无疑是非常重要的。因为,整个班级学习风气一旦形成,会带动和影响其他学生,认同学习型班集体的共同目标,具有共同的价值取向,引导班级学生把精力都用在学习上,违纪的现象自然会大大减少,努力学习的学生会逐渐增多,班集体学习氛围好了,学习型班集体也就会逐步形成,班级凝聚力会越来越强。

5. 加强学生职业生涯规划,为就业做好准备

职业生涯规划对于学生的一生都有重要的影响。作为班主任除教育学生,组织与管理班级,引导学生遵规守纪,完成学业之外,其实作为职业教育的归宿就是学生的就业。促进学生就业,指导学生进行职业生涯规划,也应该是班主任的一项重要工作。

指导学生做好在校三年的学习规划,包括在校理论学习计划与毕业临床实习计划两个方面。以护理专业为例,三年在校学习的总体目标是:毕业当年获得学校颁发的毕业证,并通过护士执业资格考试,取得护士执业资格,成为注册护士。除此之外,帮助学生做好毕业后三至五年的职业生涯发展规划,进一步体现班主任作为学生引路人的教

育服务理念。在毕业后三至四年时间内熟练掌握本科内疾病护理基础知识与各项操作技能，并通过在职学习获得大专学历；毕业后五至六年时间，获得本科学历，并考取护师职称，可作为实习护士的带教老师，争取成为科室护理骨干力量。帮助学生做好职业生涯规划，为学生明确以后学习、工作目标，这样可以促使学生朝着既定的目标奋斗。

五、班主任应做好安全管理班级工作

职业学校学生人身安全历来备受政府、教育主管部门、学校及家庭的关注及重视，但尽管如此，时常地还见报道一些学校出现这样或那样的学生伤害事件[14]。作为班主任如何安全管理班级，防微杜渐，避免出现学生伤害事件，是需要密切关注与深入探讨并亟待解决的问题。

1. 加强入学安全教育，树立安全意识[15]

新生入学后，在学校开展的安全教育基础之上，作为班主任仍然要加强入学安全教育。学校一般采取召开全体新生参加的大会，把安全作为一个重要的议题，委派教师给全体新生进行安全教育讲座。由于这种讲座式的安全教育会场不够安静，教育效果不理想，主要起到一个主体宣讲作用。要想真正获得理想的效果，就要另外靠班主任以自己的班级为单位加强入学安全教育，树立安全意识。

新生刚到学校并编入到班级中，面对的是一个全新的环境，对一切都感到新鲜。因此，在新生入学进行安全教育，会给学生留下第一印象，即心理学上的首因效应。第一印象往往深刻，让学生难以忘怀，对以后在校几年的生活学习都具有深远的影响。

2. 定期召开安全主题班会,强化安全意识

在入学教育获得较深印象的基础之上,学期中间与临近学期结束要分别召开一次安全主题班会。安全主题班会的内容主要是总结学生在校半学期及一学期的安全情况,对出现的伤害情况进行认真分析,找出学生受伤的原因,针对原因采取措施,预防伤害的再次发生。定期召开主题班会的目的是进一步强化学生的安全意识,以便学生树立更加牢固的安全意识。安全主题班会形式可以多种多样。例如,常见的有班主任主持,以班主任总结为主的形式,或者是在班主任指导下,由班长主持的形式。不论采取哪种形式,都需要班主任提前认真准备,或者给班长以指导性意见或建议。也可采取由班主任提出相关安全问题,然后让学生讨论并逐一回答的形式,最后班主任或班长做总结发言。通过定期召开安全主题班会,使学生做到安全警钟长鸣,尽量减少学生受到伤害。

3. 开展安全隐患排查,及时消除安全隐患[16]

开展安全隐患排查是消除安全隐患、预防学生伤害事故发生的重要举措。班主任带领全班学生对学校存在的安全隐患进行逐一排查。一般而言,学校的安全隐患从场所上来看,主要有:教室、宿舍、食堂、茶水房、运动场等。教室内一般都配备悬挂式的电视,及时排查悬挂电视的牢固情况,防止悬挂电视坠落砸伤学生;教室与宿舍内都存在着用电安全隐患问题,禁止学生私接电线及使用"热得快"等电器烧水;个别学生忘记带钥匙翻爬门窗有跌坠伤发生的危险性;食堂饭菜不符合食品卫生要求,有发生食物中毒的可能;冬季宿舍卫生间防冻防滑工作跟不上,学生有跌倒损伤的危险;食堂与茶水房还是烫伤易发场所;实验室易接触有毒有害的化学品易造成学生伤害;运动场上

是运动损伤的好发地点,教育学生防止运动意外发生;学校门口是交通性伤害的容易发生地点,教育学生遵守交通规则,横穿马路时要关注车辆,注意安全,做到宁等三分,不抢一秒,因为交通事故往往发生在分秒之间。

4. 重视心理健康教育,坚持为学生排忧解难

学校应设立心理健康咨询室,并配备兼职或专职心理医师,或有校医务室医护人员兼做心理咨询工作。近年来,由于社会、家庭及学校多方面因素综合影响,学生中有心理异常症状的人数在不断增加。据报道,常常有一些学校学生因心理问题而出现过自伤、自杀行为,甚至出现因教师阻止学生玩手机而引发学生跳楼事件发生,说明学生存在较为严重的心理问题。因此,重视心理健康教育,坚持为学生排忧解难,早发现,早排解,减少或减轻抑郁、焦虑等症状,防止学生发生自杀事件。

5. 尽早发现异常行为,及时列入重点保护对象

通过了解学生的生活活动谱,即学生一天 24 小时主要有哪些活动,从而观察或了解学生有无异常行为。如学生有上网成瘾、夜不归宿、呆坐、沉默少语、不与同学交谈、偷拿同学财物、易与学生发生矛盾等,这些均可以看成是异常行为。班主任应坚持深入班级、宿舍,多与学生谈心交流,就能观察到这些异常行为。班主任也可通过班长或安保委员进行观察,及时发现异常情况,并把该生作为重点保护对象,给予更多的关心、爱护,防止出现极端情况。

6. 防范重点场所及时段,确保不出现较大的安全事故

做好防范重点场所及好发时段的安全工作,对于预防学生伤害事

故的发生起着至关重要的作用。预防校门口交通伤害事故的发生,除向学生宣传交通安全知识之外,并在校门口竖立交通安全警示牌,起到提醒与警示作用。另外,要采取技术性防范措施,如申请在校门口道路上安装减速带的办法,限制车辆从校门口通过的速度,减少交通事故的发生。学生集中放学时段是校门口发生交通事故的好发时段,在此阶段可以通过志愿者或安全监督员值班的形式,在校门口提醒学生注意交通安全。茶水房应加强开水水龙头的检修与更换,并督促学生打开水排队,避免拥挤,减少烫伤的发生。

预防学生伤害,保证班级安全是学校的一项重要的工作,这些工作主要靠班主任来完成。因此,班主任在学校入学安全教育的基础之上,加强安全教育,树立安全意识;定期召开安全主题班会,强化安全意识;开展安全隐患排查,及时消除安全隐患;重视心理健康教育,坚持为学生排忧解难;尽早发现异常行为,及时列入重点保护对象;防范重点场所及时段,确保不出现较大的安全事故。

学校无小事,保证安全是底线。只要班主任对学校安全工作的重要性认识到位,并切实负责,相信班级安全工作会上一个新台阶。

第四章
批评教育学生的方法

一、四块糖的故事给班级管理者的启示

陶行知先生用四块糖教育学生王友的故事是赏识教育的经典案例,给班级管理者很多启示:爱心是班级管理的基础、赏识是班级管理的手段、民主是班级管理的境界、信心是班级管理的前提。

陶行知是近代中国杰出的教育家、思想家,是我国创造教育的先驱,是世界创造教育最早的探索者之一。"生活即教育"的生活教育理论深刻而广泛地影响着我国的教育实践。学生的在校生活丰富多彩,而作为一个有心的班级管理者,在班级管理的过程中,会站在不同的角度从四块糖故事的经典案例中受到启示,汲取精神力量。

1. 四块糖的故事与赏析

在 20 世纪 30 年代,陶行知在担任校长期间,有一个非常淘气的学生叫王友。一天,陶行知看到王友用泥块砸班上的一个男同学,就立即制止了他,并责令王友放学后到校长室谈话。王友放学后早早来到校长室门前等着挨骂,但陶行知见王友早在门前等他,很受感动,便把他领进校长室,且从兜里掏出一块糖递给他说:"这是奖励给你的,

因你按时来了。"接着又掏出一块糖来："这也是奖给你的,我不让你砸同学,你就住手了,说明你听老师的话。"男生将信将疑地接过糖。陶先生又说："据我了解,你砸同学是因为他欺负女生,说明你有正义感。"陶先生于是掏出第三块糖给他。这时男生被感动得哭了："校长,我错了,同学再不对,我也不该砸他。"陶先生听完以后笑了,又拿出第四块糖,说："为你能认识到错误,再奖你一块糖"。然后说糖没了,谈话也结束了。

作为一校之长,遇见到王友这种情况,通常是王友当场会被骂一通,令其写出检讨,甚至叫家长,这都是常事。王友砸了同学,而陶先生没有当场斥责他,没让他写检讨,更没有叫家长来配合学校教育他,而是让他放学后去校长室,这保护了王友的自尊心,且给他一个反省的机会。然后,更关键的是每寻找到一个优点就奖赏一块糖。当陶先生赏他第一块糖时,用来表扬他"守信",从而期望他养成"知行合一"的好品德;赏他第二块糖时,认可他听老师的话,期望他养成尊敬老师的习惯;赏他第三块糖时,认可他"有正义感",用来表扬他的正直,从而养成见义勇为的好品德;赏他第四块糖时,认可他"知错认错",用来表扬他对错误的正确认识,从而养成不做错事的好品德。陶先生不仅没有当众斥责他,而且循循善诱,不断地赞赏与鼓励他,正是陶先生对他的包容,甚至赏识引发了他心中的愧疚感,对陶先生产生了感激之情,从而认识到错误。其实,陶先生采取的正是赏识教育,可见赏识教育是成功的教育形式之一。

2. 给班级管理者的启示

爱心是班级管理的基础。爱心是班级管理的基础,而爱心需要表达,没有表达出来的爱就等于没有爱。从班级管理者对学生的态度、语言和行为可以看出是否关爱学生。选择正确的方式来表达对学生的关爱,是班级管理者同时也是教育者要研究的课题。在基础教育界流行一句话,要"蹲下来和学生说话。"[18]从字面上体现的是教师与学生之间的平等对视,而反映的是师生之间的一种平等观念,以平等之心与学生交流,而不是居高临下地对学生发号施令,否则,学生从内心难以接受,正如苏联教育家霍姆林斯基认为的那样:"儿童的心灵是最敏感的,他是为着接受一切好东西而敞开的。如果教师引导儿童学习好的榜样,鼓励效仿一切好的行为。那么儿童身上的所有缺点就会没有痛苦和创伤的不觉得难受地逐渐消失。"让学生感受到班主任的关爱,感受到被尊重,最大限度地维护到学生的自尊心。不是只有成绩好的学生才能抬起头来走路,要让每一个学生都能抬起头来走自己的路,这就意味着班级管理者作为教育者对所谓的差生要倾注更多的关爱、关注与耐心。

赏识是班级管理的手段。四块糖的故事给班级管理者的启示是:对犯错学生的教育不是仅有批评,甚至是用暴力的手段才能奏效,而适时地给予尊重、理解、欣赏和保护学生的自尊的话,则效果更加明显。尤其针对在批评与责备声中长大的中职生及高职生,赏识教育作为一种正面的、积极的、鼓励性的教育手段具有更加重要的意义。作为班级管理者要践行赏识教育,赏识学生。首先,要认识赏识教育的本质就是"期望效应",就是期望进步教育,当你期望学生进步时,你就会用期待的目光注视学生,你会认为学生的一举一动都像是进步的样子,而且通过对学生的美好期望给学生以暗示。研究证明,赞美、信任和期待具有一种能量,它能改变人的行为。当一个人获得另一个人的信任、赞美时,他便感觉获得了社会支持,从而增强了自我价值,变得自信、自尊,获得一种积极向上的动力,并尽力达到对方的期待,以避免对方失望,从而维持这种社会支持的连续性。其次,赏识教育关键是要有一颗善心与两只慧眼,善于用赏识的眼光发现学生身上的闪光点。赏识教育是班级管理的手段,而通过赏识教育能达到班级管理的目的,使学生获得自信,使班级管理达到既定的目标。

民主是班级管理的境界。民主作为一种生活态度,在日常生活中主要表现为人与人之间的平等,让学生从心灵深处确立平等观念并在生活中表现出这种平等,这是取信学生的基础,是班级管理者要研究的问题[18]。班级民主管理主要有四个阶段[19]:收集违规现象阶段,通过违规现象分析学生不良行为的动机及心理因素,寻找根源,为制定规矩做准备;民主制定班级管理制度及相配套的奖惩制度的阶段,即制定规矩阶段;坚定踏实的实施阶段,实施制定的两类制度,即实施规矩阶段;强化巩固阶段,主要保持维护初始阶段所形成的好习惯,使民主管理常态化。民主管理是班级管理的至高境界。

信心是班级管理的前提。用一颗善心期待学生的进步,用两只慧眼寻找学生身上的闪光点,使学生对自己的成功充满信心,而班级管理者对自己开展赏识教育的能力充满自信。总之,信心是班级管理的前提。一个教师或一个管理者只有在自己充满信心时,才能表现得不急不躁,否则,一个教师带着急躁甚至愤怒的情绪,说明其自身对自己没有信心。因此,信心是班级管理的前提。

二、从四块糖的故事探析赏识教育

1. 四块糖故事的启示

陶行知先生在遇到学生用泥块砸人违纪时,立即制止了学生而没当面斥责他,也没有让其写检讨之类,但责令他放学后再接受教育。而当学生如约接受教育时,陶先生也没有历数学生的缺点或错误,而是循循善诱,不断地赞赏与鼓励,也正是陶先生对他的赏识与鼓励,反而使学生认识到了自己的错误。这说明,批评教育并非是唯一有效的教育手段或方法,赏识同样能达到教育的目的。所以,赏识教育作为成功的教育模式值得推广。

2. 赏识教育的内涵

赏识的原义是指对人的才能给予认可,并加以重视与赞赏。赏识教育是教育者通过欣赏和赞扬受教育者的优点,调动受教育者的非智力因素,包括情感、动机、兴趣、意志和性格等,使之积极投入学习的一种教育方式[3]。赏识教育作为一种成功的教育形式,它倡导的就是充分认识学生的潜能,对学生充满希望,抱有信心,善于发现学生的优点。赏识教育也不回避学生的缺点,但不是一发现缺点与错误就不顾一切地批评,而是更多地看到学生的闪光点,去激励学生,从而缓解学生犯错后的紧张心情,让学生直接感受到老师全面、公平、公正地评价一个学生,促使学生改正缺点与错误。教育心理学证实:当学生受到肯定与赞扬时,心中会产生愉快感,在愉快心情中学习,其学习效率高[4]。因此,在职业教育中开展赏识教育十分必要。

3. 全面达标理念是赏识教育的前提

陶行知先生讲:"教育工作中的百分之一的废品,就会使国家遭受严重的损失。"目标教学的创始人布鲁姆认为,儿童与儿童之间的智力差别符合统计学的正态分布规律,智商极高的很少,智商极低的也很少,绝大多数儿童的智商接近于平均水平。初中毕业升入职业学校的学生,由于经过了幼儿教育、小学教育与初中教育三个阶段的筛选,不再存在智力缺陷的问题,甚至在其中不乏智商较高的学生。较高的智商只是取得好成绩的潜能,能否取得好成绩,关键是受非智力因素的影响,而非智力因素诸如勤奋、刻苦、好学等需要赏识教育不断进行强化。完全可以说,升入中职的学生,从智力上看都具有达标的潜能,这种潜能是学生达标的基础。因此,作为教师首先心中要有学生能全面达标的理念,正确的理念能引导教师的行为,促使教师采取正确的教育方法。但从皮格马利翁效应来看,教师仅仅相信学生能达标是不够的,与此同时,必须要让学生自己相信自己完全能达标,以增强学生达标的决心。对于一个教师而言,若不能发现学生的任何优点,甚至完全否定一个学生是极其失败的做法。但是,更为极端的做法也是存在的,虽然是极少见的,但也是客观存在的。例如,有的教师把整个班级,甚至于整个年级的学生都说成是没有希望的。这可以说,他或她连作为教师的最基本素质都不具备,或者说他失去了作为一个教师应该具有的最基本素质,也可能是自身偏执的人格造成的结果。不然,难以解释这种在教育过程中出现的极不正常的现象。由此可见,心理健康是教师招聘的基本条件,也是作为教师的先决条件之一。

四块糖的故事给教师的启示是:对待学生的错误不是唯有批评才有效,而理解、尊重、欣赏和保护学生的自尊心,其效果则更加明显。尤其针对在批评与责备声中成长的中职生或高职生,赏识教育作为一种正面、积极、鼓励的教育手段,意义更大。作为教师要践行赏识教育,就要了解赏识教育的内涵,认识赏识教育的前提,对赏识教育充满信心,才能真正践行赏识教育。

三、高校教师应走出赏识教育的误区

陶行知先生用四块糖教育学生的故事是赏识教育的典范。赏识教育是正面、积极、鼓励式的教育。加强对赏识教育的认识,对于消除教师对赏识教育的误解,尽快走出赏识教育的误区,促进教师践行赏识教育具有重要的意义。

1. 学生渴望赏识，赏识促进学生进步

当学生犯了错误的时候，陶行知先生不但没有直接批评学生，而且还从学生身上找到了许多闪光点，不断地鼓励与赞赏。正是陶先生的赏识引发了学生的愧疚感，从而使学生认识并改正了错误。陶先生的这种教育形式开创了我国赏识教育的先河，也证明了赏识教育是成功的教育形式。赏识从本质上说就是激励，美国心理学家威谱·詹姆斯发现，一个没有受过激励的人仅能发挥其能力的 20%～30%，而当他受到激励后，其能力是激励前的 3～4 倍[17]。

2. 赏识教育对师生有双重影响

赏识教育就是期望进步教育，当教师期望学生进步时，教师就会用期待的目光注视学生，在教师充满期待的目光下，学生的一举一动都像是进步的样子，就像是"疑邻盗斧"的道理一样，只不过是先入为主而已。这时教师看到的多是学生的优点，哪怕学生取得点滴成绩时，教师会及时地赞扬他，鼓励他，会把学生的进步跟自己对学生的期望进步教育联系在一起，会对自己的工作充满成就感。在赏识学生，给学生带来愉快心情的同时，教师的心情也是愉快的。否则，当教师对学生不抱有任何希望时，会认为自己的心血白白浪费了，随之而来的是心情沮丧。同样，学生的心情也很沮丧，而且会影响到学生心理健康。甚至会出现心理学的"踢锚效应"，使负面情绪传播下去，让周围人难以和谐相处。教师对学生进行赏识教育，为师生双方带来愉悦的心情，这就是赏识教育的双重影响，既可以对学生有积极的影响，促使学生奋发向上，促进心理健康发育，也可以对教师有积极的影响，使教师乐于教学，勤奋育人[3]。

3. 赏识教育可以改善师生关系

赏识教育可以改善师生关系,因为没有人希望得到别人的否定与批评,正如美国心理学家威谱·詹姆斯所说的那样:"人性最深刻的原则就是希望别人对自己加以赏识。"长期坚持赏识教育的教师,深受学生的爱戴与拥护,师生关系融洽,学生给教师的评价高,课堂氛围活跃,学习效率高,学生对目标的达成度高。不过,就像没有一种灵丹妙药能包治百病一样,赏识教育也不能解决教育中的所有难题。但是,它解决了否定、责备、批评所不能解决的问题。因此,在高职院校应大力提倡赏识教育。

4. 赏识教育的常见误区

赏识教育具有对象广泛、内容丰富、形式多样,不受场合与时间限制的特点[4]。在赏识教育中,常见的有以下几个方面的误区:

(1) 认为赏识教育受年龄限制。认为赏识教育只适合年龄较小的学生,对于年龄较大的高职学生不适合进行赏识教育。赏识教育的确是从幼儿期就已经开始了,很多人在幼年期都曾受到过父母、老师的赞许、赏识,正是这种赏识教育促进了心理健康发育,打下了赏识教育的烙印。有道是"近朱者赤,近墨者黑",在赏识教育中成长的人善于包容、赏识别人,在责备声中长大的人善于批评别人,这早已成为不争的事实。高职阶段的学生年龄一般在十八九岁,处在青春发育期,这正是人生中对外界刺激最敏感的时期,他们十分注重别人对自己的评价。因此,高职学生很适合进行赏识教育。

(2) 认为赏识教育受场所与对象的限制。认为赏识教育主要适合于父母对子女在家庭中进行,依托某些物质作为载体,如改善子女的衣、食、住、行等,而对学生不适合,因为教师给予不了这些有形的东

81

西。其实不然,赏识教育本身不受对象限制,赏识者与被赏识者没有特定的长幼关系。父母赏识孩子就是对孩子的行为施加积极的影响。同样的,老师赏识学生,也是对学生的行为施加积极的影响,而不是教师的行为是否给予学生有形的东西,还是无形的东西。相反,随着学生年龄增长,心理发育不断成熟,语言的赏识远远胜过物质上的奖赏。

(3)认为赏识教育受学生成绩限制。认为目前的职业学校的学生成绩较差,刻苦学习者相对较少,违纪违规者较多,批评、处分都解决不了问题,更不能去赏识了,以免学生得寸进尺,有失教师尊严。持这种观点的人多认为批评的力量是强大的,似乎教师只要板起面孔,敢于严厉批评学生,什么问题都可以迎刃而解。学生违纪了,出了问题是因为老师管理不严,或不够严厉,批评不力。殊不知,高职年龄阶段的学生独立意识很强,并且有很强的自尊心及反叛心理,过多的批评不仅毫无益处,而且会适得其反,更何况教师赏识的是学生的闪光点而不是学生的缺点,哪个学生身上没有闪光点呢!

(4)认为赏识教育受对象限制。最为普遍的错误认识是,只有那些出类拔萃的好学生才应该得到教师的赏识。事实上,这些所谓的好学生的确得到教师的赏识最多,这是司空见惯的现象,而那些所谓的差生似乎理所当然地应该受到责备与批评,他们往往与赏识无缘。其实,他们之所以成为现在的所谓差生,就是因为他们的父母与老师对他们的批评过多,赏识不够,以至于造成这种结果。因此,最需要赏识的是他们,而不是那些品学兼优的学生,因为品学兼优的学生得到的赏识已经很多了。

(5)欲行赏识教育必先对学生充满信心。在我国,由于计划生育是一项基本国策,广泛、深入、持久地开展计划生育工作,人口增长得到了有效控制,再加上大学连年扩招,高职生源总量将会继续萎缩。由于生源总量不足,生源质量将很难保证。面对近年来招收的高职学生,不少教师自己往往一开始就抱怨学生的基础薄弱,违纪现象常见等。久而久之,对这些学生不抱太大的希望,甚至对他们失去信心,认为花费再多的心血也难见成效,其结果是学生补考现象越来越多。殊不知学生基础越差,进步的空间越大。因此,这些所谓的差生正是开展赏识教育的最佳对象。因为,这些学生经常被老师训斥和责骂,失去了自爱、自信和自尊[20]。责备与批评声中长大的学生更加渴望教师的认可与鼓励。教师要相信自己的能力,经过自己的努力,完全可以使学生获得进步,促使他们全面达标。故欲行赏识教育,教师必先对学生充满信心,并相信自己的能力,同时也要有博大的胸怀去包容学生,不吝赞许。否则,赏识教育则无从谈起。

四、批评教育学生的方法

赏识教育是成功的教育形式之一,但赏识教育也不是万能的。作为班主任批评教育学生是常有的事,而班主任批评教育学生的目的是关爱学生,促进学生认识并改正错误。因此,批评教育学生应注意方式方法[21],心平气和、切忌嘲讽、不注意场合、态度蛮横、主观臆断等。

教书育人是班主任的职责,一个尽职尽责的班主任,难免不用批评的方式教育学生,以帮助学生认识自己的缺点与错误,使学生成为一个对社会有用的人。作为班主任批评教育学生一定要注意方式方法,否则,不仅起不到批评的作用,甚至会造成班主任与学生之间的对立,无助于学生缺点与错误的改正。

1. 明确批评目的,不要为了批评而批评

班主任批评学生的目的是通过指出学生存在的缺点与错误,并让学生切实认识到自身存在的问题,以帮助学生改正错误,弥补不足,不

断进步。但在实际工作中,确有少数班主任批评学生的目的不明确,错误地认为只有通过严厉批评,给学生一个所谓的下马威,才能镇住学生,变成了为了批评而批评。造成师生之间的对立,无助于问题的解决,结果达不到批评的目的,并且有损班主任在学生心目中的良好形象。

2. 选择合适的场合,有利于学生接受批评

每个班主任也都经历过学生时代,也都可能受过班主任的批评教育。同样的批评,在一定的场合下,学生能接受,而在另外一种场合下,学生就很难接受。一旦批评不被学生接受就失去了意义。曾有班主任在班级公开批评学生谈恋爱,结果学生极力否认,并与班主任发生了争执,致使班会不欢而散。类似这种情况,假如班主任私下找学生个别谈话,动之以情,晓之以理,使其认识到中职学生的主要任务是学习,而谈恋爱对学习可造成诸多影响,其效果可能会更好一些。

3. 批评教育学生要有理有据,不打无准备之仗

批评学生就是指出学生的错误与不足。在遇到学生之间出现矛盾时,应先做调查了解,否则,有时就很难准确地指出学生的不足与错误。如果不能准确地指出学生的缺点与错误,学生就会对班主任的批评不服气,甚至会顶撞班主任。因此,遇到突发事件,班主任就要进一步了解事件发生的前因后果,学生错在哪里,错误的根源又在哪里,造成了怎样的影响,应当如何挽回影响,如何帮助学生认识到自身的错误,最终说服教育好学生。班主任批评教育学生要有理有据,不打无准备之仗,不打无把握之仗。

4. 切忌态度蛮横，对学生不够宽容[22]

作为班主任，为人师表，率先垂范，理应懂得一个道理：人非圣贤，孰能无过。任何人都会有犯错误的时候。因此，班主任应该采取一种更加宽容和善解人意的态度对待犯错误的学生，把学生犯错误看成是一种正常的现象，也只有这样，我们才能有一个平和的心态去面对犯错误的学生，冷静分析，帮助其改正错误，让学生在错误中成长。告诉犯错误的学生，犯错误并不可怕，可怕的是知错不改，如果知错能改，那就是进步。

5. 切忌主观臆断，不能客观评判

学生的缺点与错误有些是明显的，班主任可以直截了当地给予批评指正，而有些则难以断定，这时班主任就要深入调查了解，可以找学生谈话，甚至让学生写出书面材料，应当根据客观事实评判学生的对与错，而不能主观臆断。根据客观事实，指出错误的性质，说出造成的不良影响，明确具体地提出批评。用客观事实说明什么是导致班主任批评他的原因，避免做主观评价，让学生接受本不该接受的批评。如一位班主任在课间时间发现学生在编织手套时，由此断定上课时也一定在编织手套，就此批评该生上课不该编织手套，结果学生立即否认，并请同学证明其上课确实没有编织手套。由于班主任主观臆断，结果弄得十分尴尬。但作为班主任遇到学生课间织手套这种情况，要明确告诉学生，教室是学生学习的场所，像类似编织手套之类的手工活，可以在宿舍做，决不能拿到教室这种地方来做，以免影响学习。

6. 批评要具体，不要泛泛而谈

班主任批评学生时，应该丁是丁，卯是卯，不论是批评的原因还是

批评的内容都应当明确、具体,而不要泛泛而谈。因为只有明确、具体了,学生才能知道是在什么地方出了问题,找到了问题的根源,才有可能解决问题。否则,你泛泛而谈地对学生批评了半天,学生自己也不知道他错在哪里,谈何改正。因此,应避免讲诸如"你是一个表现很差的学生,你又违反了学校的纪律,我看你是没有什么希望了。"等等之类的话。因为上述语言过于笼统,到底哪些方面表现很差、违反了学校的哪一条规定,使人不得而知。难道这个学生真是一无是处吗?显然不是。

7. 切忌嘲讽,让学生失去自尊[23]

班主任批评学生的出发点是关爱学生,促其进步。因此,班主任对学生的批评应出于善意,而非泄私愤,应本着惩前毖后,治病救人的方针。批评就是指出并评判学生的错误行为,即批评对事不对人。不得讽刺挖苦学生,要有诚恳的态度,要用平静的口气,通过摆事实,讲道理,以理服人,使学生感到班主任的善意与良苦用心,这样学生才容易接受班主任的批评。如一位女生把一电影明星的照片贴在自己胸卡照片上,佩戴在胸前,一位班主任冷嘲热讽地批评她说:"这么给明星面子,难道你不要面子吗?"。很显然,这位班主任的言外之意是说这个学生不要面子。这样不仅有辱学生的人格,而且伤害了学生的自尊心,影响学生心理的健康发育,很不可取。

8. 切忌重翻旧账,让学生看不到希望

人都可能会犯错误,学生也是如此,不管成绩好坏,无一例外。往往成绩差的学生违纪现象更常见,受到班主任的批评会更多。这时班主任批评学生一定要就这次违纪论违纪,切忌新账旧账一起算。长期受到批评的学生,会对批评无动于衷,时间久了会失去上进心,看不到

任何希望,甚至会破罐子破摔,直至不可救药。相反,班主任应设身处地为学生着想,并承认在类似的情况下,每一个人都可能犯同样的错误,但关键是要善于吸取教训,做到及时改正错误。

9. 批评既要注重形式,更要注重效果

批评学生的形式多种多样,个别谈话式的批评、公开批评及写书面检讨的形式批评。采取什么形式,要因人而异,因时而异,因事而异,因地而异。不论采取什么形式,都要注重效果。批评有无效果,关键是看批评以后,学生的认错态度好坏,有没有产生抵触情绪,是否改正了错误,其他学生是否从中吸取了教训,并起到了警示作用。通过批评教育,学生的态度、不良行为确实得到了纠正,达到了目的,批评就产生了效果。

10. 切忌只贬不褒,看不到学生的优点

批评与表扬是教育学生的两种常见形式。通过批评主要产生的是负性情绪,使人内疚,促使人改正错误;表扬则主要引发正性情绪,使人愉快,受到激励,催人奋进。在教育学生的过程中,如果只贬不褒,易使学生心中充满内疚感,长时期地处在内疚中将不利于学生的心理健康发育。善于教育学生的班主任往往是把批评与表扬有机地结合在一起,先对学生的优点给予充分的认可与赞赏,然后再通过"但是"转变话题,指出其不足,巧妙地对其进行针对性的批评教育,看到学生的缺点的同时,也看到学生的优点。只有当批评被学生接受的时候,这种批评才有可能起到真正的作用。否则,学生缺点与错误的改正则无从谈起。

第五章
中等卫生职业教育面临的困难与对策

一、中等卫生职业教育面临的困难与对策

中等卫生职业教育作为我国教育的一个重要组成部分,随着我国教育的发展而发展,同时,又受我国教育这个大环境的影响。20 世纪末期与 21 世纪初期,中等卫生职业教育是困难与希望同在,机遇与挑战并存,能否克服困难、迎接挑战、把握机遇,对于中等卫生职业教育的发展至关重要。拟就当时的中等卫生职业教育面临的困难与对策,结合现实的教育问题进行探讨,交流自己的一些看法,并希望能探讨出一些更好的举措,以有利于破解难题。

1. 面临的困难

(1) 生源数量减少、质量下降为面临的第一大难题。自 20 世纪 90 年代中期以来,高等教育事业迅猛发展,大学连年扩招。一方面,高考升学率不断提高,促进了初中毕业生读高中考大学的热情,上中等职业学校的学生数在不断减少;另一方面,大学毕业后的就业率远比中等职业学校毕业后的就业率高,也是初中毕业生不愿上中职学校的一个重要因素。其结果是造成中职生源数量不断下降。由于生源数

量减少的结果导致生源质量难以保证,中职学校入学的分数线一再下降,甚至在不少地区出现了中职计划招生人数远远大于报考的人数的情况。中等卫生职业教育也未能幸免,随着生源数量的减少及生源质量的下降,不仅给教师教学带来困难,而且给学校的管理工作带来很大的压力,这是中等卫生职业教育面临的第一大难题——生源质量下降。

(2)骨干教师不断流失为面临的另一大难题。对于中等卫生职业学校而言,教师流失现象不是当时新出现的问题,但却是那时表现越来越突出的问题,并有愈演愈烈的趋势,直到现在也是如此。究其原因,主要是市场经济条件下允许人才流动,人力资源得到更好的配置;同时,也跟中等卫生职业教育自身的发展前景有关。在 20 世纪末,中等卫生职业学校处在"撤、停、并、升"的调整时期,是中等卫生职业教育发展中前所未有的动荡期。由于中等卫生职业教育的前途未卜,教师从事职业教育的信心不足,部分教师是去是留一时难以定夺,处在徘徊之中,不安心于教学;一少部分教师认为在中等卫生职业学校工作下去,前途渺茫,对学校的生存与发展失去了信心。同时,在中等卫生职业学校工作,教师的地位与待遇过低也是导致教师流失的一个重要原因。尤其是来自于医学院校临床医学专业毕业的老师,在医院上班的待遇远远高于在学校上班,故大多离开了学校,跳槽到医院。由于教师的不断流失,再加上正常退休导致的自然减员,最终导致了教师严重不足。由此引发了大学毕业生在短期内大量涌入中等卫生职业学校的现象。一方面教师流失造成了学校教师队伍很不稳定;另一方面,短期内大量招聘大学毕业生使教师队伍的年龄结构很不合理。这已严重影响了中等卫生职业教育的教学质量。在当时就成为了中等卫生职业教育面临的另一大难题——骨干教师流失。直到现在也没能从根本上予以解决。

(3)归属管理不清。我国的办学格局,在历史上一直属于行业办学,又称之为条块式办学管理模式。中等卫生职业学校一般归卫生部门管理。进入新世纪以后,教育管理体制发生了变革,由行业办学逐渐过渡到由教育部门统一办学并进行管理。因此,处在新旧体制交替时期,中等卫生职业学校的管理,一方面归卫生部门管理,另一方面又归教育部门管理,结果是,有些问题两个部门都争着管理,表现为双重管理,而也有一些问题两个部门又都不管理,造成管理上出现了盲区。由于政出多门,往往使学校不知所从。人们通俗地把它比喻成两个婆婆管着一个媳妇。两个婆婆的意见一致时,倒也相安无事,一旦两个婆婆的意见不统一时,这媳妇也就不知该听哪个婆婆的好。这不利于中等卫生职业教育的发展与提高。这不能不说是当时,甚至现在还有一些中等卫生职业学校不得不面临的又一个问题——管理归属问题。

(4)质量考核难以保证。由于生源数量不足与质量下降,骨干教师不断流失,重视办学的经济效益而忽视社会效益,再加上归属管理不清等多方面的原因,致使教育教学质量难以保证。引起教育质量难以保证的另外一个重要原因是缺乏科学的质量考核管理机制。表面上看,各中等卫生职业学校都很重视教学、教育过程的管理。学生一入学,马上开展入学教育,包括军训、政治思想教育、专业思想教育、学籍管理教育等。对于教学环节的管理也同样很重视,表现为合理分配教学任务,认真制定教学计划、审批教学计划,备课并书写教案及笔记。对教师的教学过程管理更加重视,开展例行的学期初上课前的、学期中的及学期末的教学检查。首先,进行学期上课前的教学检查;接着进行期中教学检查;同时,开展学生教及教师评学活动;最后,进行期末教学检查,包括检查教学笔记、教学日志的填写、教学小结及学生成绩评定,等等。学生实习时,同样依据实习大纲、实习计划等进行安排。在校的理论学习及在医院的实践,这些过程的确都需要管理,也很重要,但仅仅有过程的管理是不够的,同时还需要对结果进行有效管理,要有科学、规范化的考核体系。事实上,由于大多未实行教考分离,完全是教师自教自考,就像一个自唱自弹的艺人一样,弹唱得好坏全凭自己说了算。因此,中等卫生职业教育最缺乏的仍然是对教学及实习结果的管理。学生能否毕业完全取决于学校自身,等到相当数量的学生毕业后屡次参加执业资格考试不能过关时,一切都无法再从头开始,最终说明了教学质量难以保证。这应该说是中等卫生职业教育面临的另一个重要的问题——缺乏质量考核体系。

(5)学生就业困难。学生就业困难的原因是多方面的。首先,人才过剩,岗位需求不足,社会就业压力增大,是客观存在的事实。其次,人才的高消费起到了推波助澜的作用。本来一个岗位由中职毕业生完全能够胜任,而招聘却要求学历是个大专毕业生,甚至是大学本科毕业生。对于中等卫生职业教育,像一般医院的护理工作,中职毕业的护士完全能够胜任。但有些医院却盲目地招聘大专毕业生,甚至本科毕业生做护士,而不愿招聘中职护理专业的毕业生。医院中的护理人员的学历结构层次要求中专、大专与本科应有一定的比例在情理之中,但多数医院明确表示不再招收中职护理专业的毕业生,究其原因除因医院自身提高学历层次结构比例之外,主要是由于中职毕业生质量不高,实际的操作技能不够熟练,表现为理论知识富有,但实际操作能力不强。再加上学生就业观念陈旧,还存在着等待就业的心理,缺乏主动就业的意识。早在1999年对安徽省首届校医专业毕业生进行过就业调查,结果毕业两年后的就业率只有67%[24]。学生就业困难是中等卫生职业教育面临的实质性的困难。由于学生毕业后就业困难,当此信息反馈到原初级中学后,初中的老师再反馈给下一届的学生,结果下一届的初中毕业生上中等卫生职业学校的热情大减,一部分学生已不愿上中等卫生职业学校,故中等卫生职业学校的生源一年不如一年。因此,摆在各学校面前的最大的困难莫过于一年一度的招生难。

2. 主要对策

（1）加强宣传教育，提高教学质量。针对生源不足，质量下降，各中等卫生职业学校首先要加强招生宣传工作，加大宣传力度，采取必要的措施，争取招收到更多更好的学生；面对不够理想的生源，就必须加强教育教学管理，除加强入学教育之外，更为重要的是给新招学生进行文化课的补缺补差教育，不少学校在这方面做了大量工作，取得了可喜的成绩，可供大家借鉴；教师要钻研教学，提高教学水平，讲究教学方法，因材施教，采取小步幅、勤反馈、多鼓励、少批评的教育模式，不让一个学生因跟不上学习进度而中途退学。

（2）稳定师资队伍。从教师流失的基本原因来看，应采取下列一些措施。一是办好中等卫生职业教育的同时，积极发展高等医学教育，使卫生职业教育获得可持续发展的机会，使广大教师能看到美好的前景，做到前景留人。二是明确教师的主体地位，提高教师的工资待遇，发挥教师的主体作用，做到待遇留人。三是创办好卫生职业学校的附属医院，让医学院校毕业的教师理论联系实际，能有用武之地，在临床上做一番事业，做到事业留人。学校领导应关心职工的工作、学习、生活，做到感情留人。

（3）解决归属问题。上级政府部门应该切实执行关于办学归属管理的有关政策，迅速转变政府职能，把行业办学模式转变为由教育部门统一办学的正确轨道上来，废除多头管理的体制，解决卫生职业学校的归属问题。作为卫生职业学校的主管部门，如上至省卫生厅，下至市卫生局，当中等卫生职业学校的毕业生已不再由主管厅局分配工作的那一天起，说明学生的就业已经交给了市场。在这种情况下，作为省厅或市卫生局再控制学校的招生计划已经没有任何意义。人才是流动的,本省的人才可以流出去,外省的人才可以流进来,再按计划经济的那一套,省内或市内有多少卫生人力资源配置等,也失去意义。市属卫生职业学校理应归属由当地教委统一领导,而不是像当前市卫生局作为主管部门,教委也是业务管理部门的双重管理。这种管理模式是行业办学模式遗留下来的残局,说明行业办学的影响还没有从根本上消除。任何一个行业主管厅局牢牢抓住招生计划审批权的做法,都是政府职能没有转变的表现,不是为学校办学服务,而是为办学设立障碍,它阻碍了中等卫生职业教育的发展。这在江苏、山东等省多年之前已经放开中等卫生职业学校的计划审批,但还有相当部分省市卫生主管部门仍然还在牢牢地抓住所谓的招生计划的审批权不放,使学校办学自主权变成了一句空话。招收什么专业,计划招收多少学生不是学校能作主的,仍然要由省市厅局卫生主管部门说了算,如果毕业后这些厅局能解决学生的就业问题,则审批招生计划尚能让人理解,就像计划经济包分配一样,谁审批的招生计划谁负责分配工作。这一做法明显与变行业部门办学为教育主管部门负责办学的大势相背离。事实胜于雄辩,其所谓审批计划就是不愿放弃在计划经济条件下手中拥有的那一点所谓审批计划的权力而已。本该用市场无形之手调配教育教学资源的,现实中,政府有形之手还在发挥着教育教学资源的调配功能。

二、中等卫生职业教育面临的三大难题与突破口

中等卫生职业学校存在的三大难题:招生难、教学难与就业难,三者之间相互关联,以明确三大难题的科室归属问题作为解决三大难题的突破口。

对中等卫生职业学校而言,2004 年有两个消息值得一提。其一,

国家七部委联合发文,禁止中专升大专,也不允许与大专院校合并;其二,国家提出了大力发展中职教育,并指出中职教育在校学生数与高中教育在校学生数之比应接近 1∶1。中等卫生职业学校失去了升大专的机会,却有了大力发展的机遇,也存在着许多困难,只有正确看待面临的难题,才有可能解决这些难题。

1. 面临的三大难题

(1)招生难。20 世纪 80 年代中期以前,绝大多数初中毕业生梦想上中专,竞争的结果是成绩最好的学生上中专,故当时中专生源的成绩特别优秀。到 90 年代中后期,中专生分配就业开始出现了困难,不少毕业生对分配的单位不满意,出现了就业不够理想的情况,致使大多数初中毕业生报考了高中,少数学生报考中专。从 90 年代末期到本世纪初,由于中专毕业生就业更为困难,报考中专的学生越来越少。甚至出现了中专计划招生人数超过了报考人数的现象。中专学校之间开始了生源的竞争,所谓的招生大战就此拉开了序幕。不少学校一到每年的五六月份则是全员出动,参与招生宣传工作。因为学校的生存与发展跟招生密切相关。尽管如此,从总体上来看,各中等卫生职业学校的招生情况仍不乐观。一年一度的招生难成了中等卫生职业学校面临的首要困难。

(2)教学难。从初中毕业生的去向可以看出中等卫生职业学校生源的质量问题。由于最优秀的初中毕业生报考重点高中,中等成绩的报考一般高中或职业技术学院,基础再差一些的才报考中等卫生职业学校,剩下的一部分则直接进入社会。近年来,由于不少地区报考中职的人数远远小于计划招生人数,各校为了招收更多的学生,纷纷要求招办下调投档控制分数线,致使投档控制分数线形同虚设,凡是报考中专的学生,不论分数高低,总分七百多分的试卷,有的甚至仅考一百多分,各校也都来者不拒,照单全收。这样的学生本身就不具备读中等职业学校的基础,给教学带来了前所未有的困难,教师一边要教中职的课,一边还要补初中的课。要达到中职的教学目标,使学生成为合格的毕业生,其困难可想而知。

（3）就业难。学生就业困难的原因是多方面的。首先,就业岗位不足,人才过剩。社会就业压力增大,这都是客观存在的事实,也是毕业生就业难的最主要原因。第二是人才的高消费起着推波助澜的作用。本来一个岗位由中职毕业生完全能够胜任,却要一个大专生,甚至是本科生。像一般医院的护理工作,中等卫生职业学校毕业的护士完全能够胜任,而有些医院却盲目招聘大专生,减少了中专生的招聘名额。第三是毕业生质量不高。表现为虽有一定的理论知识,但实际动手能力较差。第四是学生就业观念陈旧,还存在着等待就业心理,缺乏主动就业的意识。第五是一些学校对毕业生的就业工作重视不够,没有看到帮助学生就业已是学校的一项重要工作。中等职业学校普遍地有急功近利的思想,面对招生难的问题可以调动一切因素,不惜一切代价地去应对,甚至于普遍开展有偿招生。但对于就业难的问题就少有学校如此地重视。因此,就业难问题是中等卫生职业学校发展面临的"瓶颈式"的困难。这个问题不能得到有效解决的话,则中等职业学校的招生难将不可能得到根本上的解决。

2. 三大难题之间的关系

中等卫生职业学校面临的三大难题不是孤立存在的困难,而是链锁式的困难。招生难是一切困难的根源所在。由于招生难而各中等卫生职业学校为了生存又必须要保证一定的招生人数,这就必然带来生源质量低下的问题;过分低下的生源质量,又将引发教学难的问题;由于教学难,很难完全达到教学目标,又将导致毕业生的质量下降;毕业生的质量下降,将会促使就业的进一步困难;就业难反过来又将加重招生难。这种链锁式的困难形成的恶性循环,将极大地影响学校的生存与发展。招生难是"入口难"问题,如同上火车的"进站难"一样,难就难一时;就业难是"出口难"问题,就像下火车的"出站难"一般,难不过难一刻;教学难是界于"进站"与"出站"之间的"长途旅行"——一种漫长的煎熬,一难就是两三年。

3. 三大难题的科室隶属关系

就目前中等卫生职业学校存在的三大难题与功能科室之间的关系来看,招生工作理应由学生科负责,其他科室及其人员在不影响本职工作的前提下,给予协助。教学工作由教务科全盘负责。教务科下属的学科、教研组与实验中心及其成员共同完成教学任务。毕业生就业工作主要由人才就业服务中心负责。明确三大难题的科室隶属关系十分必要,应防止因招生工作影响学校正常教学秩序,事实上,在许多学校都存在这种影响,甚至出现了为了招生而停课的情况,严重干扰了正常的教学秩序。各科室一旦明确职责,并各负其责,解决各自的问题,才有可能保证和促进学校事业的正常发展。

4. 解决三大难题的突破口

要解决三大难题应选择就业难作为突破口。因为多数职业学校没有像重视招生难的问题重视就业难。学校向外输送学生就业的潜力还有待于挖掘,一般人才就业服务中心力量还有待于加强。因为大多数人才就业服务中心的力量还比较薄弱。一个就业服务中心一般只有2~3人,面对学校每年千余名的毕业生,显然是完不成外输任务的。必须增加人员,扩大规模,并加强就业质量的监管。可以向国内更多的地方输送毕业生,也可以考虑向国外输送,进一步拓宽人才输出的渠道。另外,提倡并鼓励成绩优秀的毕业生对口考大专。一方面,满足了他们要上大学的愿望;另一方面,延迟了就业,减轻了就业压力,也不失为一种解决"出口难"问题的好方法。解决三大难题的另一突破口是限制"入口",把好入学关。首先,招办理应控制投档分数线,避免成绩太差的学生升入中等职业学校;其次,学校自身为了长远的利益要舍弃眼前的利益,忍痛割爱,拒绝录取分数太低的学生,减轻教学上的压力,提高毕业生的质量。促进就业难问题的解决,有助于"出口"的疏通,吸引更多的学生报考卫生类中职学校。届时,卫生类中职学校招生时可以择优录取,同样可以形成一个良性循环,使卫生类中职学校得到大力发展。

三、中等卫生职业学校教师流失现象的原因与对策

1. 了解中等卫生职业学校现有教师的来源

中等卫生职业学校现有教师来自于以下几个方面:一是人文学科的教师来自师范院校的毕业生,如语文、哲学、数学、物理、体育、计算机等课程的授课由该部分教师担任;二是基础医学学科、临床医学学科及预防医学学科的教师来自医学院校的毕业生,从事解剖学、生物学、药理学、病理学、免疫学、内科学、外科学、妇产科学、护理学、预防医学、五官科学等课程的授课;三是 20 世纪 90 年代以前从医院调入中等卫生职业学校的医生与护士,分别从事临床及护理教学。

2. 分析中等卫生职业学校教师流失去向

(1)"考研一族"的流失。在大学一毕业就受聘于中等卫生职业学校(卫校)的教师中,有一部分是以卫校作为毕业后的"考研根据

地",以此为基地,利用在卫校教学任务不太重,有时间复习考研的有利条件,准备两三年,然后参加研究生考试,如果考取则离校读研,否则,将继续复习,直到考中为止。这部分教师经过两三年深造,一旦毕业,一般都不再返回学校,而是选择大城市条件相对较好的单位工作。学校近十年来考研走后的许多教师,很少有人返校任教。这一部分新招聘来的教师被大家称作是"考研一族"。

(2)"跳板一族"的流失。在大学一毕业就受聘于卫校的教师中,还有一部分准备服务于城市较好的中学或较大的医院,分别从事教学与临床工作。但是,由于这些单位效益好,很少有空缺岗位,一时难以如愿,只好等待时机。而中专卫校由于教师不足,急需补充,自然就成了他们的"避风港"。故暂且到卫校工作个一年半载。一旦时机成熟,就以中等卫校为跳板,再跳槽到原打算去的理想单位。故称他们为"跳板一族"。

(3)"精英一族"的流失。在卫校的教师中,还有一部分已经工作了十年左右。这部分教师一般都出外脱产进修学习过,教学水平较高,教学能力较强。他们都已成为学科的骨干教师,正是年富力强干事业的最佳时机。可近年来,有的调入当地的中学甚至大学任教,有的调入当地较好的医院工作,有的不辞而别去了沿海大中城市医院或学校谋求发展,还有的出外进修竟然一去再也不复返。这一部分教师离开卫校是卫校师资力量的最大损失。

(4)"两栖型人才"的流失。这部分人原来是教师,教学水平也比较高。由于本人乐于从政,又具有一定的管理能力,正所谓"学而优则仕"。再加上工作的需要,自然就担任了卫校的中层干部甚至校级领导。由原来的专职教师变为专职行政,然后再兼职授课,授课量一般在专职教师的1/3到1/2之间,使得这部分教师在卫校本单位内就发生了一次隐性流失。这部分人在校期间一般都比较长,不论是政治素质,还是业务素质都比较过硬。由于行政工作的需要,不断有人调离卫校另谋更高的官职,完成了"两栖型人才"的第二次流失。每当有一名行政兼职教师调离卫校就相当于半个专职教师调走,但由于这部分人数量可观,且手中都有上级部门的调令。说走就走,没有挽留的余地。他们的离开也是卫校师资的一大损失。

3. 中等卫生职业学校教师流失原因分析

(1)中等卫生职业学校教师流失是人才流动的表现。中等卫生职业学校教师流失是人才流动的表现。新中国成立以后很长一个时期推行的是计划经济,单位设置与人才配备均是政府行为,这种人事管理制度不允许人才自由流动。它已严重阻碍了经济的发展与社会的进步。改革开放以后,逐步实行了市场经济,人才以市场为导向进行调配,发挥了人才的最大效能。人才流动表现为原单位失去人才,接收单位得到人才。因此,中等卫生职业学校教师的流失正是我国市场经济条件下人才流动的具体表现,是造成教师流失的基本原因之一。

(2)中等卫生职业学校教师的流失与中等医学职业教育自身发展有关。中等卫生职业学校教师大量流失是中等医学职业教育自身的发展从辉煌到萎缩的必然结果。中等医学职业教育已有半个世纪的历史,它为国家培养了大批的急需的中等医学专业技术人才,解决了新中国成立后长期存在的严重缺医问题,并致使中等医学专业技术人才的相对过剩。面对这种实际情况,卫生部首先进行了专业设置的调整,逐渐停招了社区医学专业。其次,提出了中等卫生职业学校的发展按撤、留、并、升的新格局进行。目前,中等医学职业教育正处于历史上前所未有过的动荡期,不少教师认为在中等卫生职业学校工作下去,前途渺茫,对学校的生存与发展失去了信心,树还未倒,猢猴先散。

(3)中等卫生职业学校教师地位与待遇较低致使教师流失。纵观卫校教师的流失,不论是所谓的"跳板一族"、"精英一族",还是"两栖型人才的流失",归根到底,在他们欲去的那些单位,无论是学校、医院,还是政府机关,其社会地位与工作待遇均比在中等卫生职业学校工作要高得多。特别是在市场经济条件下,人们的行为受利益驱动的影响表现得更加突出。人才总是向条件更好、管理更规范、待遇更高的单位流动,以最大限度地发挥个人的聪明才智,创造更多的社会价值,获得更高的待遇。这是造成中等卫生职业学校教师流失的直接原因。

4. 中等卫生职业学校教师流失的对策

(1) 鼓励考研,学历留人。中等卫生职业学校教师队伍建设面临着两大任务,一方面要整体稳定,另一方面素质又急需提高。因此,面对"跳板一族",特别是"考研一族"要正确对待,易疏不易堵,大力鼓励其考研,为其大开绿灯,而不是亮红灯,并建立政策与机制上的约束与保障,给予经费上的支持,做到鼓励考研,学历留人。研究生毕业后,及时改善工作环境条件,增加工资,提高待遇,在校工作5年后,去留自由。因为中等卫生职业学校目前一般都办了大专班,作为教师大学本科学历就有待于提高,何况中专升大专本身就需要更多研究生学历的教师。与此同时,还应当看到,随着人才市场上研究生数量的急剧增多,研究生人才热热到一定程度会降温,研究生的供需有逐渐趋于平衡的趋势。再加上卫校提供的良好工作条件及给予的优厚待遇,吸引研究生返校是大有希望的。面对"考研一族"应该说提高中等卫生职业学校教师学历的设想,不久将会变为现实。

(2) 办好附院,待遇留人。中专卫校的教师绝大多数来自医学院校,从事基础医学、临床医学、护理、预防各科的教学。学校依靠这部分教师,利用现有的教学设备,再适当添加一些必要的设备就可以创办学校附属医院,并可以进一步扩大规模。一方面解决了教师教学与临床实践脱离的问题,另一方面为学生见习创造了条件,使医学院校毕业的教师学有所用,实现了他们做临床医生的愿望,并通过临床工作给予一定的报酬,等于适当地提高了他们的工作待遇。更关键地是为这部分教师提供了施展临床医学才能的舞台,使英雄有了用武之地,人尽其才,自然会减少这部分教师的流失。

(3)创办大专,事业留人。中等卫生职业学校教师大量流失是中等医学职业教育自身发展从辉煌到萎缩的结果。20年前医院里的医生、护士往卫校调动,20年后的今天,卫校教师往医院调动,真可谓十年河东转河西。究其原因是中等医学职业教育逐渐萎缩的结果,中等卫生职业学校处在撤、留、并、升的动荡时期。暂且保留下来,仅仅解决了中等卫生职业学校的生存问题;学校合并,优势互补,成立职业技术学院也有利于医学职业教育的发展与提高;积极创造条件,办高等医学专科学校是中等卫生职业学校最大的事业。提高学生的学历,促进学生就业,扩大学校生源,增加了收入,可以改善办学条件,提高教师的待遇。学校有了美好的前景,教师就有美好的前途。作为一名教师,不论在何处做的都是教书育人的事业,何必要舍近求远,离开自己熟悉的工作环境与朝夕相处的同事,到一个生疏环境中去工作。

(4)关心职工,感情留人。关心职工,首先要关心职工的利益。权为民所用,利为民所谋,群众的利益高于一切。具体在一个单位,这不是一句空话。广大职工的利益是领导决策的出发点与落脚点,既要高瞻远瞩,考虑职工的长远利益,也要脚踏实地,考虑职工的眼前利益。关心职工,其次要关心职工的学习,抓好职工的继续教育,形成一个良好的学习氛围,促使职工做好晋升的准备工作。关心职工,就要关心职工的工作,改善工作环境,及时帮助职工解决工作中的困难,让职工在单位顺利工作。关心职工,就要关心职工的生活,不仅关心物质生活,同时要关心精神文化生活,办好职工之家,为职工提供娱乐、锻炼、休息的场所,丰富职工的业余生活,同时加强了领导与职工之间以及职工与职工之间的交往,彼此增进了解,有利于培养职工团结、协作的团队精神。做到关心职工,感情留人。

四、中等卫生职业学校学生退学情况的调查报告

近年来,由于大学与高中的不断扩招,中等卫生职业学校的招生面临着一定的困难,录取报到率大为降低,且从入学后的第一天,到毕业前不断有学生退学。学生的中途退学不仅对学生家庭是一种损失,同时,对学校也是一种损失,更是对有限教育资源的一种浪费。

实施中等卫生职业学校退学情况的调查是了解中等卫生职业学校学生退学的情况及原因,为预防学生退学提供理论依据。调查显示,退学原因较复杂,与学生上学意愿有一定关系,应加强对学生进行专业思想教育,培养学生学习医学的兴趣,同时,应对学生进行人生观与价值观的教育,加强对中专生日常行为引导教育,树立远大的目标。

1. 对象和方法

以安徽省某中等卫生职业学校 2005 级全体学生(计 1 341 人)为调查对象,包括中职与高职两个层次,其中,中职层次的包括护理、中西医结合、助产三个专业,计 700 人;高职层次的包括护理、临床医学两个专业,计 641 人。2005 年 9 月初,新生入学报到,在报到一个月后,即 2005 年十月初,各班学生人数相对稳定后,编排各班学生名册,以各班学生名册为依据,凡在册者若退学,均对其进行调查。也就是说,凡被录取而没报到者,以及报到后不足一月而没编入班级名册者不在此调查范围之内。

用自编某中等卫生职业学校学生退学情况调查表,对退学学生本

人逐一进行退学情况调查。调查内容包括:学生一般情况、户口类型、入学成绩、退学时成绩、入学志愿、退学后去向、退学原因等。同时,调查 2005 级各专业学生人数,以及性别、来源等情况。调查数据整理后,通过计算退学率等对数据进行分析,分析不同学期、不同性别、不同户口、不同成绩、不同上学意愿的退学差异,探讨退学类型、退学后的去向、退学原因。

2. 调查结果

2005 级学生退学的学期分布(表 5-1)。

表 5-1 2005 级学生退学的学期分布

学 期	退学人数	构成比(%)
1	51	48.57
2	35	33.33
3	11	10.48
4	5	4.76
5	2	1.90
6	1	0.96
合计	105	100.00

学生退学按学期分布来看,在校 6 个学期,第 1 学期占的比重最大,其次是第 2 学期,再往后,依次递减。

2005 级学生退学的性别与分布情况(表 5-2)。

表 5-2 2005 级学生退学的性别与分布情况

性别	学生人数	退学人数	退学率(%)
男	186	40	21.51
女	1 155	65	5.63
合计	1 341	105	7.83

男生退学率为 21.51%，女生退学率为 5.63%，男生远远高于女生。

户口类型与退学情况。

表 5-3 户口类型与退学情况

户口类型	人数	退学人数	退学率(%)
农业户口	1 007	58	5.76
非农业户口	334	47	14.07
合计	1 341	105	7.83

农业户口的退学率为 5.76%，非农业户口的退学率为 14.07%，非农业户口学生的退学率远远高于农业户口学生的退学率。

入学与退学时学生成绩在班内排名。

表 5-4 入学与退学时学生成绩

入学时成绩	人数	构成比(%)
前十名	6	5.71
中等名次	59	56.19
后十名	40	38.10
合计	105	100.00

退学时在班内前十名的仅有 6 人，中等名次的有 50 人，后十名的有 40 人。可见，班级中等及排在后十名的学生占的比重大，而成绩在班内排在前十名占的退学的比重很少。

退学后意向。

表 5-5 学生退学后的意向分析

退学后去向	退学人数	构成比(%)
在家务农	19	18.1

续表 5 - 5

退学后去向	退学人数	构成比(%)
出外打工	65	61.9
另上他校	10	9.5
参军	3	2.9
其他	8	7.6
合计	105	100.0

学生退学后的意向,排在第一位的是出外打工,排在第二位的是在家务农,排在第三位的是另上其他学校,退学后参军的占 2.9%,而意向不清的占 7.6%。

主动退学与被动退学。

表 5 - 6　主动退学与被动退学

退学类型	人数	构成比(%)
主动退学	85	80.95
被动退学	20	19.05
合计	105	100.00

被动退学原因有因违纪被劝退的有 13 人,因严重违纪被开除的有 4 人,体查复查不合格的有 3 人,计 20 人。而主动退学有 85 人,占 80.95%

主动退学原因。

表 5 - 7　学生主动退学原因分析

主动退学原因	人数	构成比(%)
学医无兴趣	43	50.59
因恋爱荒废学业	12	14.12

续表 5-7

主动退学原因	人数	构成比(%)
基础差学不会	10	11.76
不适应学校生活	6	7.06
家庭经济困难	6	7.06
上网成瘾	4	4.71
其他	4	4.71
合计	85	100.00

主动退学远远大于被动退学,而主动退学占第一位的是对医学无兴趣,第二位的是因恋爱荒废学业,第三位的是基础差学不会,不适应学校生活及家庭经济困难的各占 7.06%,上网成瘾与其它原因各占 4.71%。

退学学生的上学意愿分析。

表 5-8 退学学生的上学意愿分析

上学意愿	人数	构成比(%)
自己意愿	17	16.19
家长意愿	75	71.43
老师意愿	9	8.57
亲戚意愿	4	3.81
合计	105	100.00

从退学学生的上学意愿来看,自己愿意上卫校的只占 16.19%,非自己意愿的竟占了 83.81%,其中,家长的意愿占 71.43%,老师意愿的占 8.57%,亲戚意愿的占 3.81%。

3. 讨论分析

（1）中等卫生职业学校的招生前景令人担忧。2005 级被调查卫校的录取报到率只有 65％，而 9 月开学报到的一个月时间内，学生退学人数较多，以至于不能编制班级名册，否则，班级名册空缺人数较多。等到十月初才可编制班级学生名册。本次调查是以入学报到一月后编制的班级名册为依据，在此名册范围内才作为调查对象。即开学未报到的约 35％及编制名册前退学的学生不在此次调查范围之内。如综合来看，真正从学校毕业的学生人数大约只占当初录取学生的50％。由此可见，中等卫生职业学校的招生前景令人担忧。

（2）学生的退学规律是先快后慢与学生报考意愿有关。从录取后的报到率只有 65％来看，事实上就等于一次性地"隐性退学"了35％，在开学的第 1 个月退学的学生最多，在编制好班级名册以后，第1 学期退学的占 48.57％，第 2 学期退学的占 33.33％，此后，依次递减，第 5 学期有 2 人退学，第 6 学期仅有 1 人退学。间接地反映了学生报考卫校的盲目性与随意性。报考前没有经过慎重考虑，在来到学校面对现实后，往往以退学为第一反应。也跟家长以自己的意愿代替孩子选择学校与专业的意愿有一定关系，71.43％学生报考卫校是家长的意愿而不是学生自己的意愿。同时，因招生难，各卫校为生存，而不得不进行过度的招生宣传，甚至激励初中老师帮助卫校开展招生宣传，也是引起学生入学后退学的另一个重要原因，因为，按初中老师意愿报考卫校的占 8.57％。按家长与老师意愿报考卫校的合计占退学学生的 80％，退学学生中自己意愿报考卫校的只占 16.19％。

（3）学生的退学受多种因素的影响。学生退学类型有主动退学与被动退学两种情况，被动退学较少，主要是因违纪被劝退或开除，或因体查复查不合格被退学。主动退学的占绝大多数，在主动退学中，占第一位的是对医学无兴趣,第二位的是因恋爱荒废学业,第三位的是基础差学不会,不适应学校生活及家庭经济困难的各占 7.06%,上网成瘾与其他原因各占 4.71%。从退学的学生成绩来看,成绩很好的学生占的比重少,而中、下等成绩的学生占的比重高达 94%(99/105)。男生退学率为 24.1%,女生退学率为 5.6%,男生远远高于女生。非农业户口学生的退学率远远高于农业户口学生的退学率。外出打工是学生退学后的最主要去向,在退学的学生中外出打工的占退学人数的 61.9%,外出打工也可能是退学的一个重要原因,如果学生为了去打工而退学的话,那外出打工就是退学的一个原因,而不再是退学后的去向。可见,影响退学的因素极其复杂。

(4)预防学生退学必须采取综合性的措施。从招生着手,适当控制生源质量,把好生源质量关,基础太差的学生招进来再退学失去了招生的意义,劳民伤财;加强教学管理,提高教学水平,要让学生听得懂,学得会,记得牢,考得好,不因成绩差而退学;初中老师要正确引导学生报考,不作过度的招生宣传,并加强对新生的入学教育,强化医学专业思想教育,培养学生学习医学的兴趣;教育学生树立正确的人生观与价值观,不要早恋,以免影响学习,荒废学业;重点关注非农业户口,尤其是成绩较差的男生,引导他们适应中等卫校的学习模式;对于家庭困难的学生,学校要及时予以资助,以防因家庭困难而辍学[27];广开就业门路,让学生看到毕业后的美好前景,以增强其学习的信心。

五、中等卫生职业学校学生退学原因与对策研究

近年来,卫校不仅没有解决招生难的问题,同时,又遇到了中途退学的难题[28]。学生中途退学对其家庭与学校都是一种损失,更是对有限教育资源的浪费。

本次调查的目的是了解学生退学的原因,为预防学生退学提供理论依据。采用自编学生退学调查表,对退学的每一位学生逐一进行调查。着重对退学对策的再探讨。

1. 对象和方法

以 2006 级全体学生(计 1 632 人)为调查对象,包括中职与高职两个层次,其中,中职层次的包括护理、中西医结合、助产、药剂四个专业,计 1 283 人;高职层次有高职护理专业学生 349 人。

用自编学生退学情况调查表,对退学学生本人逐一进行退学情况进行调查。调查内容包括:学生一般情况、户口类型、入学成绩、退学时成绩、入学志愿、退学后去向、退学原因等。同时,调查 2006 级各专业学生人数,以及性别、来源等情况。

调查数据整理后,通过计算退学率等对数据进行分析,分析不同学期、不同性别、不同户口、不同成绩、不同上学意愿的退学差异,探讨退学类型、退学后的去向、退学原因。

2. 调查结果

(1) 中专学生与高职学生退学率比较。中专学生 1 283 人,退学 170 人,退学率 13.3%;高职学生 349 人,退学 22 人,退学率 6.3%;中专与高职合计 1 632 人,退学 192 人,退学率为 11.8%。中职学生退学率远高于高职学生,相对较低的中专学历可能是退学的原因之一。

(2) 不同专业的中专学生退学率比较。中西医结合、助产、护理、药剂专业学生人数分别是 169、43、1 034、37 人,退学率分别为 37.3%、11.6%、9.6%、8.1%,中专学生合计为 1 283 人,退学 170 人,退学率为 13.3%。可见,中西医结合专业的退学率在所有专业中最高,其他专业的退学率较低。

（3）2006 级学生退学的学期分布。

表 5 - 9　2006 级学生退学的学期分布

学期	退学人数	构成比（%）
1	38	19.79
2	85	44.27
3	37	19.27
4	22	11.46
5	8	4.17
6	2	1.04
合计	192	100.00

学生退学按学期分布来看,在校 6 个学期,第 2 学期多于第 1 学期,第 3 学期以后,陆续降低,第 6 学期的退学率约有 1%。

（4）2006 级学生退学的性别与分布情况。男生 189 人,退学 62 人,退学率为 32.8%;女生 1 443 人,退学 129 人,退学率为 8.94%;可见,男生远远高于女生。男女合计 1 632 人,退学 192 人,合计退学率为 11.76%。

（5）户口类型与退学情况。农业户口 1 289 人,退学 125 人,退学率 9.70%,非农业户口 343 人,退学 67 人,退学率为 19.53%,非农业户口学生的退学率远远高于农业户口学生的退学率。

（6）退学时学生的成绩分布。退学时在班内排名前十名、中等、后十名的人数分别有 8 人、118 人、66 人,分别占 4.17%、61.45%、34.38%,中等及其以下成绩的学生占 95.83%。成绩较差可能是造成学生退学的原因之一。

（7）退学后意向。

表 5-10　学生退学后的意向分析

退学后去向	退学人数	构成比(%)
出外打工	128	66.67
另上他校	31	16.15
在家务农	20	10.42
其他	11	5.72
参军	2	1.04
合计	192	100.00

学生退学后的意向,排在第一位的是外出打工,排在第二位的是另上其他学校,排在第三位的是在家务农,退学后参军的占 1.04%,而意向不清的占 5.72%。

(8)主动退学与被动退学。被动退学 54 人,占 28.13%。被动退学包括因违纪被劝退 20 人,因严重违纪被开除 2 人,体查复查不合格的有 2 人,因停办中西医结合专业导致预科生退学 30 人,计 54 人。而主动退学有 138 人,占 71.88%,主动退学远远大于被动退学。

主动退学原因。

表 5-11　学生主动退学原因分析

主动退学原因	人数	构成比(%)
学医无兴趣	48	34.78
基础差学不会	27	19.58
因恋爱荒废学业	20	14.49
不适应学校生活	16	11.59
上网成瘾	15	10.87
家庭经济困难	7	5.07
其他	5	3.62
合计	138	100.00

在主动退学中占第一位的是对医学无兴趣,第二位的是基础差学不会,第三位的是因恋爱荒废学业,不适应学校生活的占 11.59%,上网成瘾的占 10.87%,家庭经济困难的占 5.07%,其他原因占 3.62%。

退学学生的入学意愿比较。

表 5-12 2006 级退学学生的上学意愿分析

入学意愿	人数	构成比(%)
自己意愿	57	29.69
家长意愿	115	59.89
老师意愿	13	6.77
亲戚意愿	7	3.65
合计	192	100.00

从退学学生的上学意愿来看,自己愿意上卫校的只占 29.69%,非自己意愿的竟占了 70.31%,其中,家长的意愿占 59.89%,老师意愿的占 6.77%,亲戚意愿的占 3.65%。

3. 原因分析

(1) 中等卫校学生退学问题比较严重。2006 级被调查卫校的录取报到率约 70%,而报到后的前 3 至 4 周内,学生退学人数较多,以至于无法编制班级名单,否则,班级名单空缺人数较多。等到九月下旬才可编制班级学生点名册。本次调查是以班级点名册为依据,在此名册范围内才作为调查对象。即开学未报到的约 30%及编制名册前退学的学生不在此次调查范围之内。如综合来看,真正从学校毕业的学生人数大约只占当初录取学生的过半数多。由此可见,中等卫生职业学校的前景令人担忧。

(2) 学生退学的学期分布与学生报考意愿有关。从录取后的报到率约 70％来看,事实上就等于一次性地"隐性退学"了 30％,在开学的前两个月退学的学生最多,合计约占退学人数的 64.06％。此后,依次递减,第 6 学期约有 1％的人退学。间接地反映了学生报考卫校的盲目性与随意性。报考前没有经过慎重考虑,在来到学校面对现实后,往往以退学为第一反应。也跟家长以自己的意愿代替孩子选择学校有一定关系,59.89％的学生报考卫校是家长的意愿而不是学生自己的意愿。同时,因招生难,各卫校为生存,而不得不进行广泛而深入的招生宣传,甚至激励初中老师帮助学校进行招生宣传,也是引起学生退学的原因之一。因为,按初中老师意愿报考卫校的占 6.77％,较上一届 8.57％略有下降。非自己意愿的入学的学生占退学人数的70.31％,较上一届降低近十个百分点,自己意愿报考的占了 29.69％,比上一届提高了十多个百分点。

(3) 影响学生退学的因素分析。学生退学类型有主动退学与被动退学两种情况,被动退学较少,主要是因违纪被劝退或开除,或因体查复查不合格被退学。主动退学的占绝大多数,在主动退学中占第一位的是对医学无兴趣,占第二位的是基础差学不会,占第三位的是因恋爱荒废学业,不适应学校生活及上网成瘾排在第 4、第 5 位。家庭经济困难所占比重较小,其他原因约 3％。从退学的学生成绩来看,成绩很好的学生占的比重少,而中、下等成绩的学生占的比重高达95.83％。男生退学率远远高于女生。中专学生的退学率高于高职学生,尤其是中西医结合专业的退学率最高,主要与招收预科生有关。非农业户口学生的退学率远远高于农业户口学生的退学率。外出打工是学生退学后的最主要去向,在退学的学生中外出打工的占退学人数的 66.67％,出外打工也可能是退学的一个重要原因。可见,影响退学的因素比较复杂。

控制学生退学必须采取综合性的措施。从招生着手,控制招生规模,把好生源质量关;加强教学管理,提高教学水平,要让学生听得懂,学得会,记得牢,考得好,不因成绩差而退学;初中老师要正确引导学生报考,不作过度的招生宣传;学校应加强对新生进行医学专业思想教育,培养学生学习医学的兴趣;教育学生树立正确的人生观与价值观,禁止早恋,以免影响学习,荒废学业;重点关注非农业户口,尤其是成绩较差的男生,引导他们适应中等卫校的学习模式,对于家庭困难的学生,学校要及时予以资助,以防因家庭困难而失学;广开就业门路,让学生看到毕业后的美好前景,以增强其学习的信心。

六、预防学生流失教育教学管理方案研究

采用自编学生退学调查表,对中等卫校学生退学的情况及原因进行了调查,为制定预防学生流失的教育教学管理方案提供理论依据。两届学生的流失率为9.99%,前2学期退学率最高,此后递减;退学后仅出去打工一项竟占64.98%,对医学无兴趣、基础差学不会及因恋爱荒废学业是主要原因。总体看,学生流失的现状令人担忧,学生流失的原因多种多样,探讨学生流失的机制,制定预防学生流失的原则及对策,并成立预防与控制学生流失专门组织,明确各自的职责,坚持不懈地做好学生流失的预防与控制工作,尽量减少学生流失。

1. 调查对象与方法

以2005级1 341名学生及2006级1 632名学生为调查对象,采取现况调查与回顾性调查结合的方法,制订学生流失调查表,对两届学生自入学以来的流失情况进行了全面的调查。

2. 学生流失现状令人担忧

（1）学生流失的速度快，人数多。学生流失主要表现在入学的前两个学期，第 3 学期以后，流失的学生人数逐渐减少。即学生流失具有"先快后慢"的特点。这与杨建新等报道的结果相一致[29]。2005 级与 2006 级学生共流失 297 人，相当于两届学生共流失了 6 个班级的学生人数，是该校十年前每年招生的学生总数，可见流失人数之多。

（2）学生流失后的意向以及对学校、家庭、社会的影响。从两届学生综合来看其流失后的意向：在家务农的占 13.13％，出外打工的占 64.98％，另上他校的占 13.80％，参军者占 1.69％，其他占 6.40％。学生流失到社会、家庭以后，其中一部分学生文化基础差，游手好闲，无所事事，是家庭与社会不安宁的重要因素。据姚海雷报道[30]，青少年犯罪率目前居高不下已引起社会各界的广泛关注，青少年犯罪中其中很大一部分为职中学生，这些人因种种原因而辍学流失到社会。

（3）潜流失现象比较严重[31]。在调查中发现，学生流失现象比较常见，而同时出现的另外一种情况，更应该引起教育工作者的重视，即"潜"流失现象问题。班级中总有少数学生虽然没有离开学校，但他们人在教室，心在外，不爱学习，主要表现为厌学，如常常迟到、早退、上课睡觉、上网、夜不归宿等。这种潜流失是流失的前奏期，流失是潜流失发展的结果。因此，预防流失就要先做好处在潜流失期学生工作。

3. 学生流失原因探讨

（1）主动退学原因。

在主动退学中占第一位的是对医学无兴趣，第二位的是基础差学不会，第三位的是因恋爱荒废学业，不适应学校生活的占 9.87％，上网成瘾的占 8.52％，家庭经济困难的占 5.83％，其它原因占 4.04％。俗话说,兴趣是最好的老师。当一个学生对所学专业没有兴趣,其结果可想而知。学习医学知识同样需要一定的基础知识,近年招生分数线形同虚设,生源质量每况愈下,基础差学不会现象也比较突出。

表 5-13　两届学生主动退学原因分析

主动退学原因	人数	构成比(%)
对医学无兴趣	91	40.81
基础差学不会	37	16.59
因恋爱荒废学业	32	14.35
不适应学校生活	22	9.87
上网成瘾	19	8.52
家庭经济困难	13	5.83
其他	9	4.04
合计	223	100.00

(2)退学学生的入学意愿比较。

表 5-14　两届退学学生的上学意愿分析

入学意愿	人数	构成比(%)
自己意愿	74	24.92
家长意愿	190	63.97
老师意愿	22	7.41
亲戚意愿	11	3.70
合计	297	100.00

从退学学生的上学意愿来看,自己愿意上卫校的只占24.92%,非自己意愿的竟占了75.08%,其中,家长的意愿占63.97%,老师意愿的占7.41%,亲戚意愿的占3.70%。非自己意愿报考卫校的学生占了绝大多数,由于上卫校不是自己的意愿,一个人对自己不愿做事情,

往往不会有什么兴趣而言。这和退学排在第一位的原因——对医学无兴趣,十分吻合,二者相互印证出现这两种结果的合理性。

（3）不同层次与专业学生的流失存在差异。以 2006 级学生为例,中专学生与高职学生退学率比较,中专学生 1 283 人,退学 170 人,退学率 13.3%;高职学生 349 人,退学 22 人,退学率 6.3%。中职学生退学率远高于高职学生,相对较低的中专学历可能是退学的原因之一。

（4）不同专业的中专学生退学率比较。中西医结合、助产、护理、药剂专业学生人数分别是 169、43、1 034、37 人,退学率分别为 37.3%、11.6%、9.6%、8.1%。可见,中西医结合专业的退学率在所有专业中最高,其它专业的退学率较低。

5. 预防学生流失的对策

（1）成立组织,明确责任与目标。成立学生流失预防与控制领导小组,下设防控办公室,作为专门的组织,加强与相关部门的联系。所谓相关部门,即教务科、学生科、团委、党办室等,这些科室在防控办公室统一领导下,并相互配合,全程参与,明确各部门的职责。学生科主要负责学生的管理,通过班主任,要做好学生行为规范的管理工作,让学生由被动学习转变为主动学习,只有把"要学生学"变为"学生要学",学生才能自觉学习,为教学提供一个安静、和谐的教学环境。教务科主要负责学生的教学工作,通过集体备课,使用灵活多变的教学方法,提高教师的授课水平,不要让学生因为学不会而流失。团委与党办室主要负责学生思想教育工作,引导学生既要有当前目标,又要有长远目标,做好职业生涯规划。如当前的目标就是要通过学期考试,长远目标就是在毕业时要考取执业护士资格证。

（2）制定目标。以现有的流失率为基础,每年减少 5% 的流失,作为下一届的学生的控制目标。

（3）从源头做起。从控制招生入手,划定招生录取分数线,不达线的学生坚决不招,提高生源质量,减少学生流失。

（4）加强新生入学教育[26]。加强新生入学教育,开展医学专业思想教育,培养其学习医学的兴趣,有了兴趣可促进学生的学习。

（5）控制学生流失作为考核指标。将预防与控制学生流失作为班主任量化考核目标。解决班主任不愿做深入细致的思想工作,遇到学生违纪,就劝学生退学的错误做法。凡流失学生在平均数以上者,取消先进班级及先进班主任评选资格,并降低班主任报酬,决不能以劝退,甚至逼"问题学生"流失为代价,形成所谓的班级管得好的假象,以"一个都不能少"为追求目标,尽量减少学生流失。

（6）提高教学水平。加强集体备课,提高教师的授课水平,力求使教学做到让每个学生听得懂,学得会,记得牢,不再因学习困难而发展到退学。

（7）加强心理健康教育,解决心理问题[25]。学校建立健全心理咨询室,帮助那些上网成瘾的学生戒除网瘾,解决学生存在的心理问题,保证学生心理健康。

（8）发现潜流失,尽早做工作。及时发现潜流失学生,预防"潜流失学生"走向流失。以班级为单位,采取优生帮扶措施,让班内前十名学生帮助后十名学生学习,解决学习中的问题,形成一帮一、一对红的局面,并用奖学金及进步奖激励双方学习。同时,班主任要积极联系家长,抱着关心、爱护学生的态度,与家长共同教育后进生,预防其流失。

主要参考文献

[1] 姜新峰,苏英,邓斌菊,等.安徽省某中等卫校 2005 级学生退学情况调查.卫生职业教育[J].2009,27(23):126-127

[2] 姜新峰.中等卫生职业学校面临的三大难题及其突破口[J].卫生职业教育.2005,23(23):27-28

[3] 李艳.大学生赏识教育的思考[J].河南中医学院学报,2004,19(2):73-75

[4] 张路霞,孟祥辉.浅析赏识教育在教学中的运用[J].白求恩军医学院学报,2012,10(2):142-143

[5] 朱小红.做好班主任的诀窍[J].广东教育,2009(4):53-53

[6] 田恒平.班级管理:回顾与前瞻[J].教育史研究,2009(2):68-72

[7] 杜中兰,甘岸献.班主任班级管理工作之我见[J].管理观察,2009(3):120-121

[8] 李宇伟,连瑞丽.担任大一班主任工作的几点体会[J].科技创新导报,2009(12):216-216

[9] 王洪明.终身受用,培养良好学习习惯[J].家庭教育(中小学版),2011,6:26

[10] 陆海燕,张志军.论高职学生良好学习习惯的培养[J].成都航空职业技术学院学报,2011,27(1):24-25

[11] 范艳艳.职业高中班主任工作探微[J].中学教师,2009,(2):36

[12] 李福成.浅谈如何做好班主任工作[J].福建轻纺,2009,4:54-56

[13] 应建春.浅谈增强班级凝聚力的有效途径[J].管理观察,2009,12:174-175

[14] 高长思,徐信贵.学生在校期间人身损害事件中的校方责任分析[J].创新,2012,4:86-89

[15] 黄国.谈职中学生意外伤害,论学生安全教育[J].陕西教育,2012,6:7

[16] 朱建明.学校体育伤害事故研究现状简述[J].文体用品与科技,2012,7:140-142

[17] 张爱军,李会利.赏识教育在护理管理中的应用[J].卫生职业教育,2012,30 (3):140

[18] 周徐林,班主任.请用爱去滋润每一颗童心[J].行知研究,2013,(2):22-23

[19] 周红.浅议班级民主化管理[J].教育艺术,2009,9(4):32-34

[20] 陆江发.浅谈中职生的赏识教育[J].哲理,2009,5:19-19

[21] 李珍.教师批评学生的方式与时机[J].兵团教育学院学报,2000,10,(7): 114-116

[22] 刘振华.浅谈中等职业学校班主任批评学生的艺术[J].卫生职业教育, 2007,25,(18):55-56

[23] 冯振刚.老师批评学生五忌[J].中小学教育与管理,2007,(11):47

[24] 姜新峰.安徽省首届校医专业毕业生就业情况调查[J].中国学校卫生杂志, 2000,(6):508

[25] 王宏高.关于中等职业学校学生流失状况及去向的调查[J].职业教育研究, 2008,(1):55-56

[26] 蒋晓艳.抓好入学教育 降低学生流失率[J].卫生职业教育,2006,24(16): 30-31

[27] 张劲松.五年一贯制高职学生流失成因与对策[J].职教通讯,2007,(12): 29-30

[28] 李娟,王毅.论技校面临的招生与学生流失两大难题及对策[J].职业教育研 究,2006,(7):126-127

[29] 杨建新,王朝晖,吴毅.高职学生流失率的个案统计及分析[J].中国职业技 术教育,2007,(285):45-47

[30] 姚海雷.浅析职中学生流失现象及解决对策[J].新疆石油教育学院学报, 2003,(2):107-108

[31] 马国义,刘仲春.教学教育中的潜失学现象[J].教育理论研究,2004,(10):2-3

后 记

我于 1985 年毕业于安徽医学院卫生系,同年七月被分配到安徽省宿县地区卫生学校从事《卫生学》教学工作。

由于是非师范院校毕业,没有受过教育学、教育心理学的系统教育,不知道书应该从何教起。在那个年代,我虽然没有选择教师这个职业,但这个职业却选择了我。既来之,则安之,我自学了教育学与教育心理学,或因缺乏教学实习,对如何教书心里一直没底。加上从前也未有过当教师的心理准备,所以一直很茫然。曾请教一位老教师:"书,应该如何教?"这位老师积多年之经验,告诉我一句话:"把书上的话变成自己的话。"在这位老师的鼓励与指导下,我还是满怀信心地走上了讲台。由不知道该如何教书,到慢慢地习惯教书,进而熟练地进行教学,再到所谓的教书育人,在不知不觉中,我教了一年又一年。

2005 年我又重回安徽医科大学攻读公共卫生硕士,再次聆听了大学老师的授课。除增长了预防医学专业知识之外,老师的授课再次给我留下了较深的印象,并领教了一些新的教学方法,更新了一些教育教学理念,颇受启发,慢慢产生了对自己多年的教育教学做一些回顾的想法。

安徽省宿县地区卫生学校,历经安徽省宿州卫生学校的更名,直至 2014 年终于升格为皖北卫生职业学院。升专之后,随之而来的是,中职教师资格要转为高教教师资格。在转高教资格岗位培训期间,应省高教培训中心的安排,我先在宿州学院参加培训学习,后又接受了网络课程教育,系统地学习了高等教育学、高等教育心理学、高等教育法规概论和高等学校教师职业道德概论等课程,再结合几十年的教育教学实践,对教育教学又有了更深的体会。

2015年即将结束,不知不觉间,我从事教育教学已经三十年。三十年来,经历了中等教育的兴衰、执业考试制度改革、继续教育落实、中职教育面临的困难、中职对口升学、中职升高职,等等。回顾每一次教育变革或多或少地都有一些亲身体会。在此,仅就教育研究方面,以"卫生职业教育研究——教育篇"为题做一系统回顾,供在教学第一线的同行参考与借鉴。同时,感谢学院给予的基金支持与大力帮助。

由于本人为非师范院校毕业,对教育教学观念的理解与认识可能有失偏颇,再加上教育教学能力与水平尚待提高,不足之处尚请指正,以便学习与提高。

姜新峰

2015年11月12日于皖北卫生职业学院